腰は1分で強くなる!

毎日やれば寝たきりにならない

たかこ整骨院院長
高子大樹

新装版

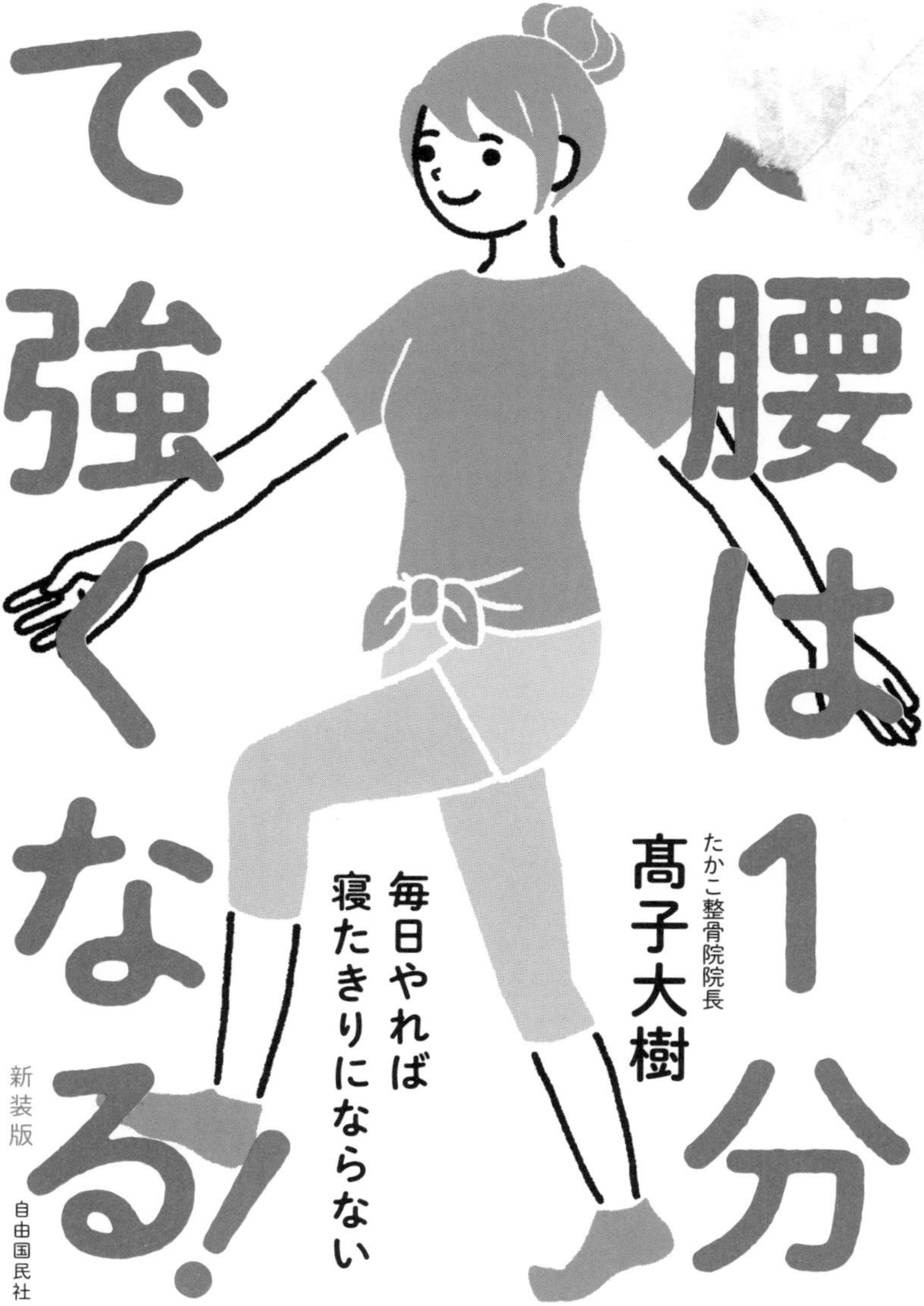

自由国民社

はじめに

「高齢者を絶対に転ばせてはいけない！」

私が本書を執筆したのは、70歳を超えた父の転倒がきっかけです。

2年前、私の父は母とハイキングに向かう電車の中で、突然意識を失って倒れました。動転した母から一報を受けたとき、私はまず中高年に多い「脳梗塞」を疑いました。

私の経営する整骨院にほど近い京急金沢八景駅の病院で父の緊急手術を行った結果、幸いなことに父は一命をとりとめることができました。

ほっと胸をなでおろした私に医師から伝えられたのは、**「慢性硬膜下血腫※」**という聞きなれない病名でした。

※慢性硬膜下血腫は、頭部に外傷を受けた約1～2か月後に脳を覆っている硬膜と脳の隙間に血が溜まって血腫ができ、脳が圧迫されることにより頭痛や認知症、片側だけが麻痺する歩行障害などがみられる病気です。高齢男性に多く起こります。

実は、2か月前に父は階段で足を踏み外して転倒して頭を打っていたのです。

でも、「階段で転んだなんて恥ずかしい」と、母にひた隠しにしていたようでした。

その結果、**頭を打ったときにできた血の塊が、約2か月の間に父の脳を次第に圧迫することに……。**

「あと1日遅ければ、助からなかったでしょう」

父の手術を執刀した医師にそう言われて愕然としました。

住み慣れた家の階段で転んだだけで、父は命にかかわるような危険な状態に陥っていたのです。

たかが転倒、されど転倒！

父は幸いにも九死に一生を得ることができましたが、そのとき私は「高齢者を絶対に転ばせてはいけない!!」と肝に強く銘じました。

この一件を機に、私は高齢者の転倒予防に役立つ体操を真剣に研究しはじめました。

その結果生まれたのが、**「くろまく元気体操」**です。

本書でご紹介している「くろまく元気体操」を実践していただくだけで、高齢者の転倒予防に大いに役立つと確信しています。

ひとりでも多くの高齢者に「くろまく元気体操」を広めて転倒によるリスクから救いたい!

——その一心が、本書を執筆する原動力になりました。

「齢だから」とあきらめるのは早い!

「もう齢だからしかたがない……」

「もう齢だからがまんするしかない……」

自分の体力の低下を、「もう齢だから」のひと言で片づけてはいませんか？

確かに、齢をとれば筋力が衰えやすくなり、回復力も遅くなります。

ちょっとした段差でもつまずきやすくなりますし、うっかり転んで骨折し、入院したことがきっかけで、あっという間に寝たきりになってしまう高齢者も少なくありません。


でも、「齢だから」とあきらめなくても大丈夫です。

なぜなら、**70歳になっても、80歳になっても、衰えた筋肉を蘇らせることができる**からです。

ジムなどに行ってハードな筋トレをする必要もありません。

毎日1分の簡単な「くろまく元気体操」をするだけで、
何歳の方でも衰えていた筋力がアップするのです。

「今までたいして運動もしていかなったのに、今さら遅いのでは？」
「ちょっとぐらい運動したって、どうせ気休めにしかならないでしょ？」

と思われるかもいるかもしれませんが、ご安心ください。

今まで運動していなかった人ほど、筋肉がつきやすいのです。

つまり、**ちょっと運動しただけでも、ちゃんと筋肉がつく**ということです。

「筋肉は裏切らない」という言葉が、ＮＨＫ番組『みんなで筋肉体操』をきっかけに流行しましたが、高齢者だって例外ではなく、**筋肉は決して裏切らない**のです。

寝たきりのおじいさんが歩けるようになった！

実際、ある寝たきりで寝返りも打てなかった70代の男性に、**大腰筋**《だいようきん》（股関節の周りにある筋肉）を鍛えるストレッチの運動指導をして、徐々に筋力をつけていったら、約1か月で**寝返りが打てる**ようになりました。

寝たきりになれば、使わない筋力がますます衰えていくという悪循環に陥ります。でも、それを食い止めるべく、寝たままでもできる運動を少しずつ続けていくと、4か月もしたころには、**自力で起き上がれる**ようになりました。

さらに筋力をつける運動を続けたところ、半年もしたころには**自分の足でスタスタ歩いてジムに通える**までに回復したのです。

また、別の80代の寝たきりの男性に、筋力を徐々につける運動指導をしたところ、3か月ほどで**身体を起こして歩ける**ようになりました。

寝たきりだったときは、何を話しかけてもムスッと不機嫌で返事もなく、介護のご家族の表情もみな暗く、疲れきった様子でした。

でも、根気強く筋力をつけるリハビリをして歩けるようになったことで、ご本人も**笑顔で快活に話す**ようになり、ご家族も見違えるほど明るくなりました。

「おじいちゃんがまた歩けるようになってよかった！」

このご家族に明るい笑顔が戻ったのは、「筋肉のおかげ」です。

こうした事例は、珍しいことではありません。

いずれも、もし筋力をつけないままだったら、今でも寝たきりのままだったでしょう。

筋肉があるかないかで、人生の質がまったく違ってくるのです。

だからといって、胸や肩が筋肉ムキムキのマッチョマンを目指す必要はありません。

鍛えるべきなのは、高齢者の姿勢を保持するのに欠かせない**「抗重力筋《こうじゅうりょくきん》」**です。

読んで字のごとく、「重力に抵抗するための筋肉」で、背中・お腹・お尻・太もも・ふくらはぎについています。

地球の重力から遠く離れた宇宙空間に長くいた宇宙飛行士はこの抗重力筋をあまり使わなくなるため、抗重力筋が衰えて、足腰が弱くなるといいます。

「くろまく元気体操」は、まさにこの抗重力筋をムリせず効率よく鍛えられる体操なのです。

「へたに運動して、スジを痛めたりするのが怖い……」

という方もよくいますが、「くろまく元気体操」は、**その人のペースでムリなく続けられる簡単で安全な体操ばかり**なので、安心して実践できます。

私が「くろまく元気体操」を考え出したのは、私の運営する整骨院におみえになる高齢の患者さんたちが、一生寝たきりにならずにいきいき元気でいてほしいという思いからです。

私の両親も70代の高齢者です。
この本は、心から愛する両親に
「いつまでも元気でいてね」
という願いを込めた一種のラブレターでもあります。

いつまでも元気でいてもらうためには、
筋肉を衰えさせないことが一番なのです。

片足で何秒間、立てますか？

「ところで、自分の筋肉はどのくらい衰えているんだろう……？」

と思われる方は、1分でできる簡単なテストがあるので、ぜひお試しください。

1　身体を壁に向け、壁から50センチほど離れた所に素足で立ってください。

2　両目を開けたまま、両手を下げて、左右どちらかの足を前方に5センチほど上げます。

3　身体がぐらぐらして、床につけている足の位置がずれたり、上げていた足が床についたり、手が壁に触れるまで、何秒かかったかを測ってみてください。

さあ、あなたは片足で何秒間立っていられましたか？

開眼片足立ち

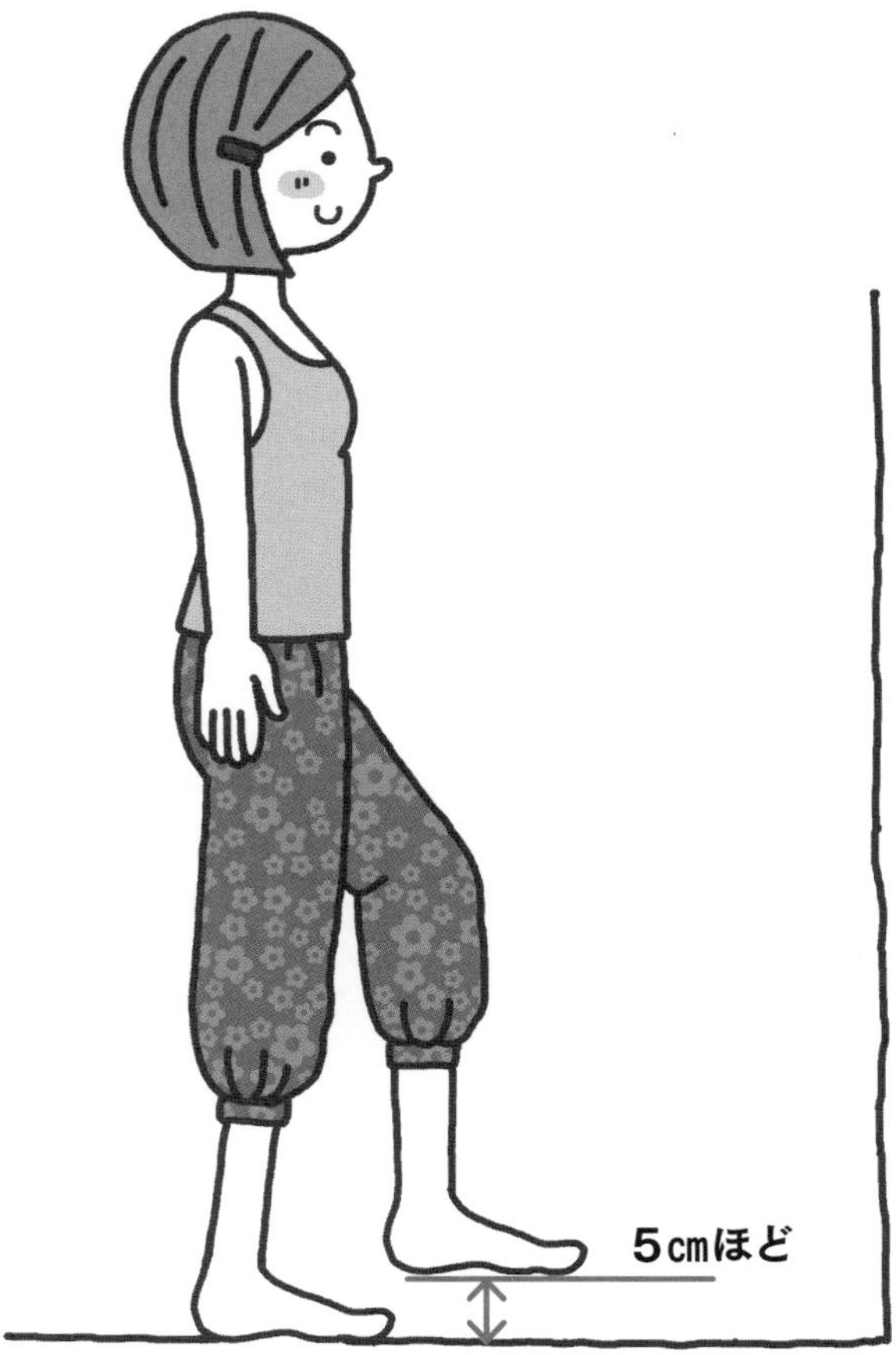

20秒以上片足立ちができなかった方は、筋力が衰えている可能性が高いです。

これは、足の筋力やバランス機能を調べるための「開眼片足立ち」という評価方法です。

厚生労働省では、年齢とともに脚力が弱まって歩行困難になる高齢者を減らすことを目的に、「開眼片足立ちが20秒以上できる75歳以上の男性が60％以上、75歳以上の女性が50％以上」を目指すという数値目標を掲げています。

「くろまく元気体操」を毎日続ければ、この開眼片足立ちも20秒以上できるようになります。

私はプロのスポーツ選手の身体を整えるトレーナーを経て、整体・整骨だけでなく、解剖学や最新の知見を学び、現在はグループ院全体で考えると年間のべ1万人以上の患者さんを治療しています。

そうした経験から、「痛みの黒幕を知れば、痛みは治る」という「痛みの黒幕治療」を提唱しています。痛みの黒幕治療とは、**「ほとんどの痛みには別の所に原因がある**

ため、身体全体を考えることで、あきらめていた痛みを治す」という画期的な治療法です。

「くろまく元気体操」は、こうした長年のさまざまな治療実績と医療理論に基づいた高齢者向けの運動方法です。

正しい知識が健康を守る!

「体力に自信がない……」

「運動が苦手で……」

そんな方にこそ、ぜひ「くろまく元気体操」をおすすめします。

「風船呼吸」「シェー体操」「足グーパー」「どすこいスクワット」などなど、どれも気軽に楽しくできる1分程度の簡単な体操ばかりです。

布団の中で寝たままできる軽いストレッチから、本格的な筋力アップまで、一連の流れのある7つの体操を続けることで、**筋力が自然に増え、驚くほど身体が動きやすくなります。**

足腰が強くなるのはもちろんのこと、人によっては、**腰痛や肩こりなどが軽くなったり、冷え性や便秘が改善されたり、寝つきがよくなって疲れにくくなったりもします。**

なぜ、筋力をつけると、そうした不調が緩和されるのかという理由も、本書を読めば納得していただけるはずです。

ちなみに、米国屈指の名門イエール大学の研究チームが、50歳以上の3千635人の平均読書時間と寿命の関係を12年間にわたり調査したデータによると、**本を読む人は読まない人より23か月も長生きする**ことが判明したそうです。

ぜひこの本をしっかり読んで、筋力アップしながら健康寿命をのばしてください。

さあ、今日から「くろまく元気体操」を始めましょう!

目次

第2章 高齢者ほど筋トレ効果があるワケ　55

第4章 簡単&楽々！「くろまく元気体操」で寝たきりにならない身体を作ろう！ 123

第5章 やっぱり筋肉は裏切らない！ 健康と幸せを貯金！

第1章

何歳になっても筋力アップできる!

足腰がぴんぴんしている人と、寝たきりになる人の違いとは？

日本人の平均寿命は、男性が81・25歳、女性が87・32歳と、男女ともに過去最高（厚生労働省の2018年データ）となっています。

世界の平均寿命と比較しても、日本人男性は3位、女性は2位で、いずれも世界トップクラスの長寿を誇っています。

しかし、**介護や支援の必要なく自立した生活を送れる「健康寿命」は、男性は約9年、女性は約12年も平均寿命より短い**のです。

アメリカやイギリス、ドイツなどの欧米先進諸国と比べても、日本は健康寿命の短さが際立っています。

つまり、日本人は世界有数の長寿国ながら、晩年は平均すると10年前後も寝たきりになってしまう可能性があるということです。

もちろん、これは平均値なので、実際はもっと大きな健康格差があります。

90歳になっても、１００歳になっても、足腰がぴんぴんしているシニアがいる一方、20年以上寝たきりのまま生涯を終えるシニアもいます。


いくつになっても足腰がぴんぴんしている人と、寝たきりになってしまう人。

その明暗を分ける決定的な違いとは、いったい何でしょう？

それは、**筋肉があるかどうか**です。

筋肉が衰えると、重力に対して自分の体重を支えることが難しくなり、姿勢がどんどん悪くなります
悪い姿勢が慢性化すると、腰痛や肩こり、膝痛など、身体のあちこちに痛みやしびれが出てきます。
そのまま改善する努力をしないと、杖や車いすのお世話にならなければ動けなくなり、最終的には寝たきりになってしまうのです。

しかし、身体を支える筋肉が衰えないようにしていれば、いくつになっても自分の足腰で元気に動くことができます。

筋肉があるかないかで、生活の質が全然違ってくるのです。

さらに「2025年問題」をご存じでしょうか？

2025年ごろには日本の人口の**約3割が65歳以上**になり、**5人に1人が75歳以上**の後期高齢者になるといわれています。

現在でも増え続ける高齢者の受け皿となる医療機関や介護施設が不足しているのですから、**今後は高齢者が適切な医療や介護を受けられなくなることは容易に想像できますよね。**

「自分の身体は自分で守らないと、当たり前の生活すら脅かされる」

そんな時代がすぐ目の前に迫っているのです。

2025年問題

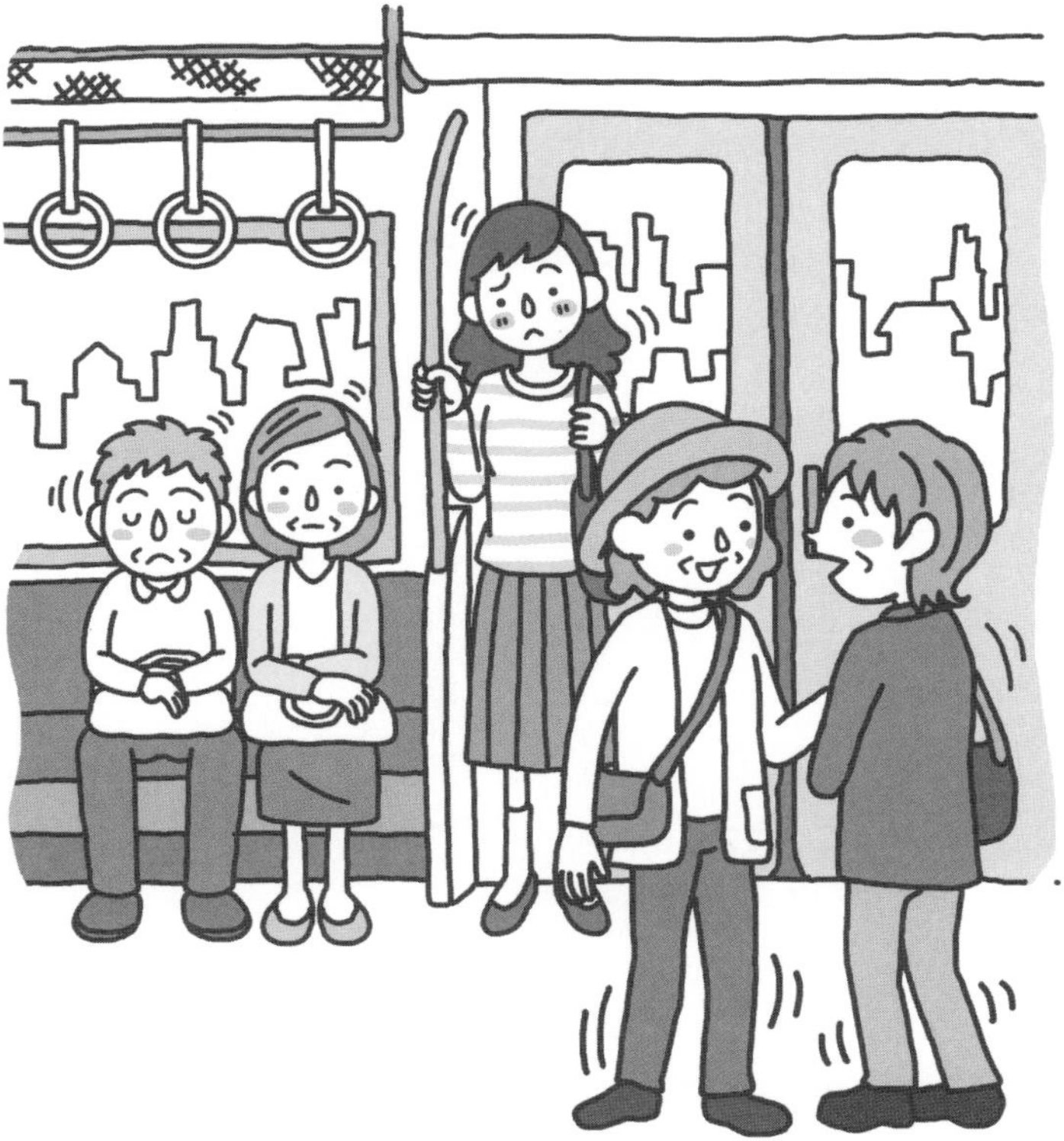

3割が65歳以上、5人に1人が75歳以上！

意外にも高齢者の多くは住み慣れた家で転倒

「へたに動きまわってケガでもしたら周りに迷惑をかけるから、ムリしないで家でゆったり過ごすようにしている」

そんなシニアの方がいますが、国民生活センターの調査では、高齢者の多くは屋外よりも住み慣れた家のリビングや寝室、階段、廊下、玄関、浴室などで転倒することが意外と多いのです。

つまり**「家にいるから絶対安全」とは限らない**のです。

では、なぜ住み慣れた自宅なのに転んでしまう人がいるのでしょうか？

理由は、モモの付け根の**大腰筋の力が低下すると、自分が思っている以上に足が上がっていないことが多く、ちょっとした段差でもつまずきやすくなる**からです。

大腰筋は足を引き上げる動きに重要な役割を果たしていますが、高齢者は特に衰えやすい筋肉でもあります。

「大腰筋《だいようきん》」を鍛えなさい！

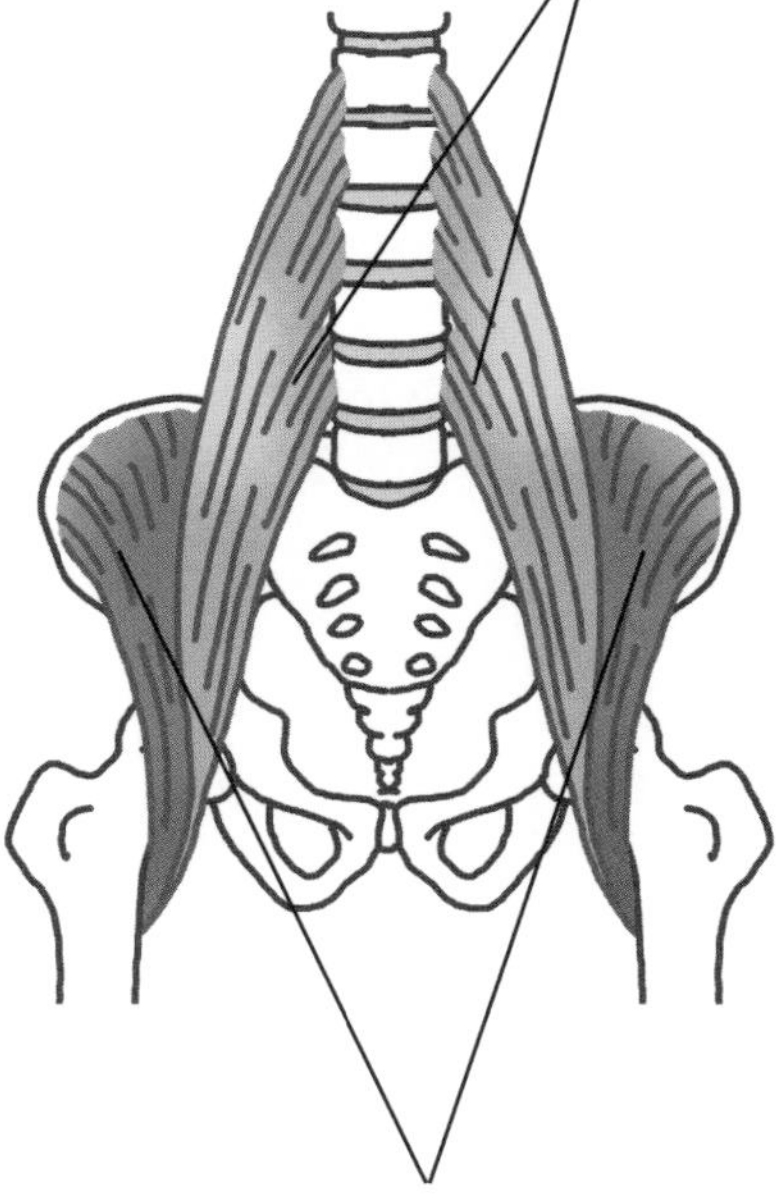

「転びたくなければ大腰筋を鍛えなさい」
私の整骨院でもそう口が酸っぱくなるほどお伝えしています。

足には大腰筋をはじめ、全身の筋肉の7割近くが集まっています。

足の筋力が衰えれば、当然ながら若いときよりも足が上がりにくくなります。

自分ではちゃんと足を上げたつもりでも、以前より動作が小さくなったり、動くスピードが鈍くなったりするため、その誤差により足元が狂って転倒リスクが増すのです。

だから、玄関などに敷いてある小型のカーペットや、お風呂場の吸水マットなどの**わずかな段差でも、筋力の衰えている高齢者には危険だったりする**のです。

このような日常のなんでもない場面でも、筋力の衰えた高齢者にとっては、転倒の危険性と常に背中合わせといえるのです。

『サザエさん』のようなマンガの世界なら、笑い話で済ませられるかもしれません。

でも、実際に滑って転んだら最後、一生寝たきりになってしまう可能性があるので、決して笑い話では済まされません。

高齢者が転びやすい場所

事故発生場所詳細（屋内）

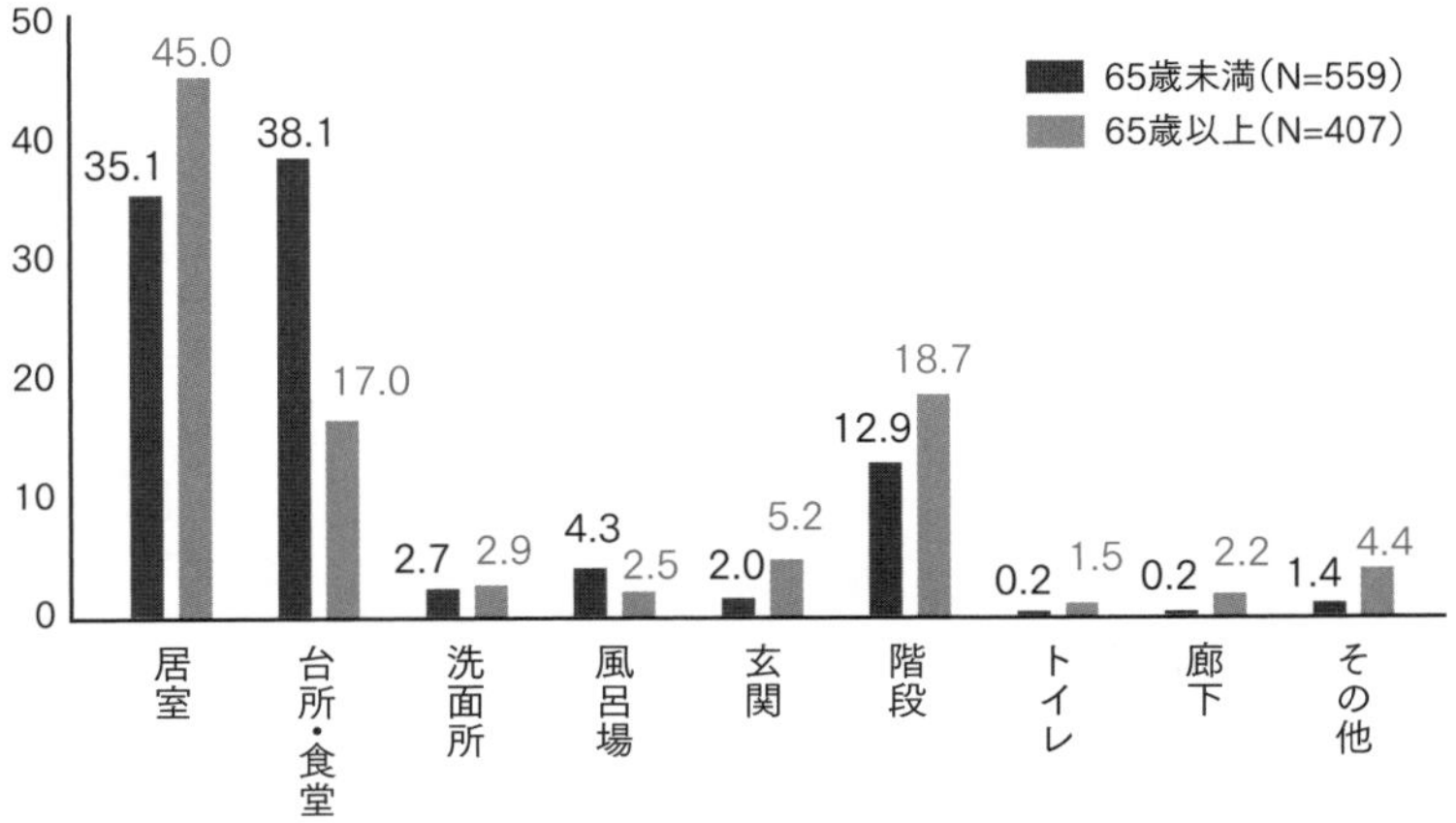

出典:国民生活センター
「医療機関ネットワーク事業からみた家庭内事故　高齢者編」

次のような事例は、整骨院でよく見られるケースです。

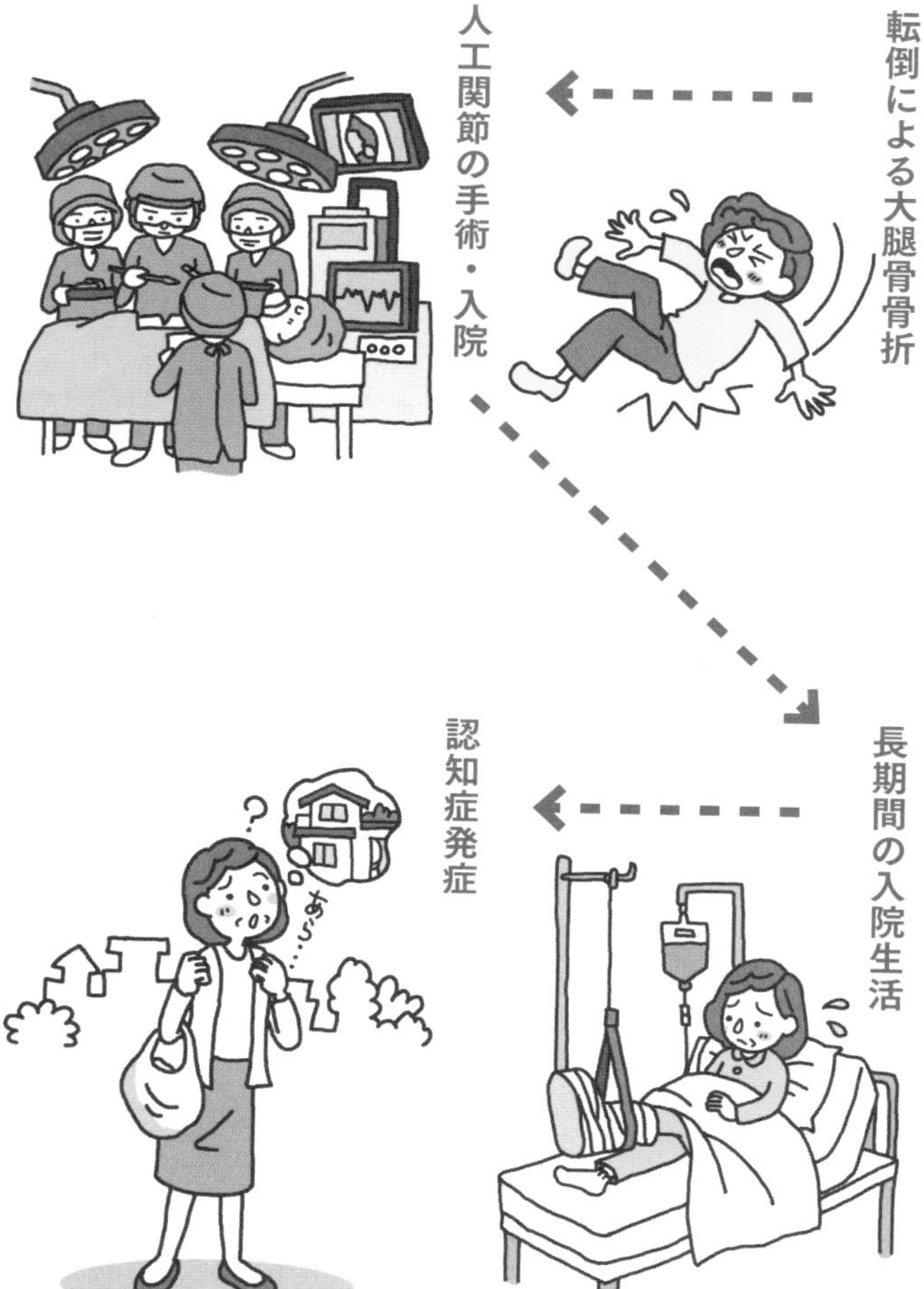

こうしたケースに陥らないためにも、高齢者のみなさんには「絶対に転ばないように筋肉をつけよう！」という意識を持っていただきたいのです。

座っている時間が世界一長い日本人は健康リスクが高い！

「私はなるべく足腰に負担をかけないように、ふわふわの心地よいソファにいつも座ってくつろいでいるから大丈夫」

「お気に入りのイスにいつも座って、テレビを見たり本を読んだりしている」

そんな方も多いようですが、**楽な姿勢で座っていれば、身体に負担がかからないというわけではありません。**

なぜなら、いつもだらーっと脱力した姿勢で長時間座っていると、血流が悪くなりますし、上半身を支える筋肉を使わないので、どんどん衰えてしまいます。

筋肉が衰えると、動くのがだんだん億劫になります。すると、ますますだらーっとした姿勢で過ごす時間が増え、さらに筋力が衰えるという悪循環に陥ります。

つまり、**楽に座った姿勢＝身体によい姿勢ではない**のです。

近年は、座っている時間が長いことによる健康リスクも懸念されています。

シドニー大学の研究チームが行った、22万人の成人男女を対象にした調査データによると、座っている時間が1日11時間以上の人は、1日4時間未満の人に比べて、死亡リスクが約40％も高かったそうです。国別の比較では、アメリカや中国は1日約4時間弱座っているのに対し、日本人は1日平均7時間近く座っており、世界的に見ても座っている時間が断トツに長いようです。

長時間座っていると、先ほどご説明した**大腰筋**が固まって**腰痛**を引き起こします。また、腰から足にかけて伸びている**坐骨神経**《ざこつしんけい》も圧迫されるので、**「坐骨神経痛」**を引き起こしたりします。

厚生労働省の「国民生活基礎調査」では、腰痛は男性の自覚症状の第1位、女性も肩凝りに次いで第2位となっており、腰痛は日本人の「国民病」ともいわれています。

男女別の健康自覚症状

性別にみた有訴者率の上位5症状(複数回答)

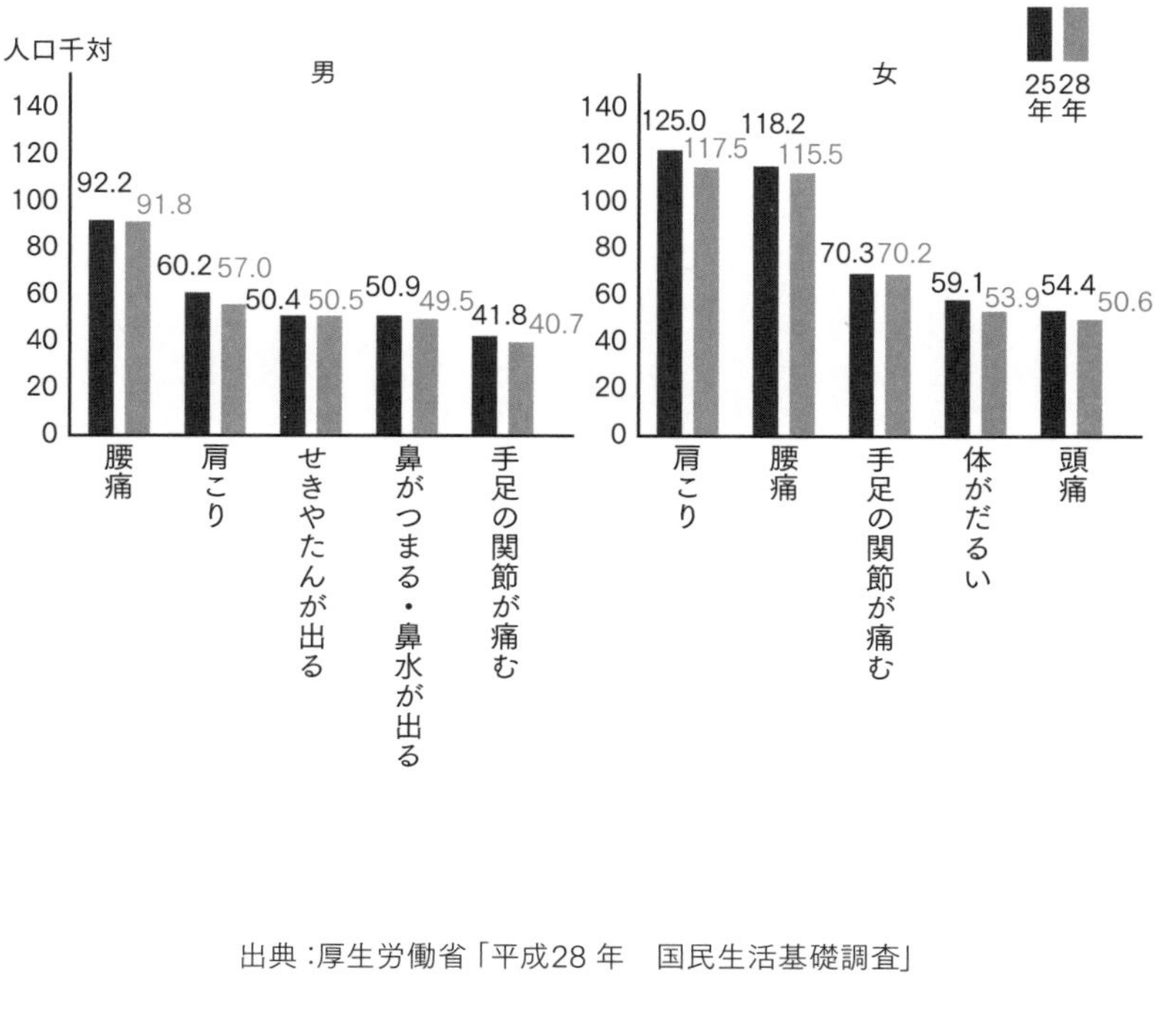

出典：厚生労働省「平成28年　国民生活基礎調査」

長時間座った姿勢を続けて足の付け根が曲がったままでいると、腰痛はもちろん、猫背やひざ痛の原因にもなります。

足の付け根には動脈や静脈、大きなリンパが集まっているので、長い時間同じ姿勢で座っていると血流やリンパのめぐりも悪くなり、足の重だるさやむくみにもつながります。

血流が悪くなることで、血栓（血の塊）ができやすくなり、血栓が肺の静脈を詰まらせてしまう「エコノミー症候群」の危険性も高まります。

さらに、全身の筋肉の7割近くは足にあるので、座ったままで歩かないと、股関節や足の筋肉がどんどん衰え、転倒するリスクも高まります。

このように、自分では身体に負担をかけないように楽な姿勢でのんびりくつろいでいるつもりでも、それがかえって身体への大きな負担となって、さまざまな不調を引き起こす原因を招いている可能性があるのです。

「楽に座っている」つもりで、こんなに健康リスクが！

- 腰痛
- 猫背
- 坐骨神経痛
- ヘルニア
- 脊柱管狭窄症
- ひざ痛
- 足のむくみ
- 足のだるさ
- 血流悪化
- 血栓
- エコノミー症候群

etc.……

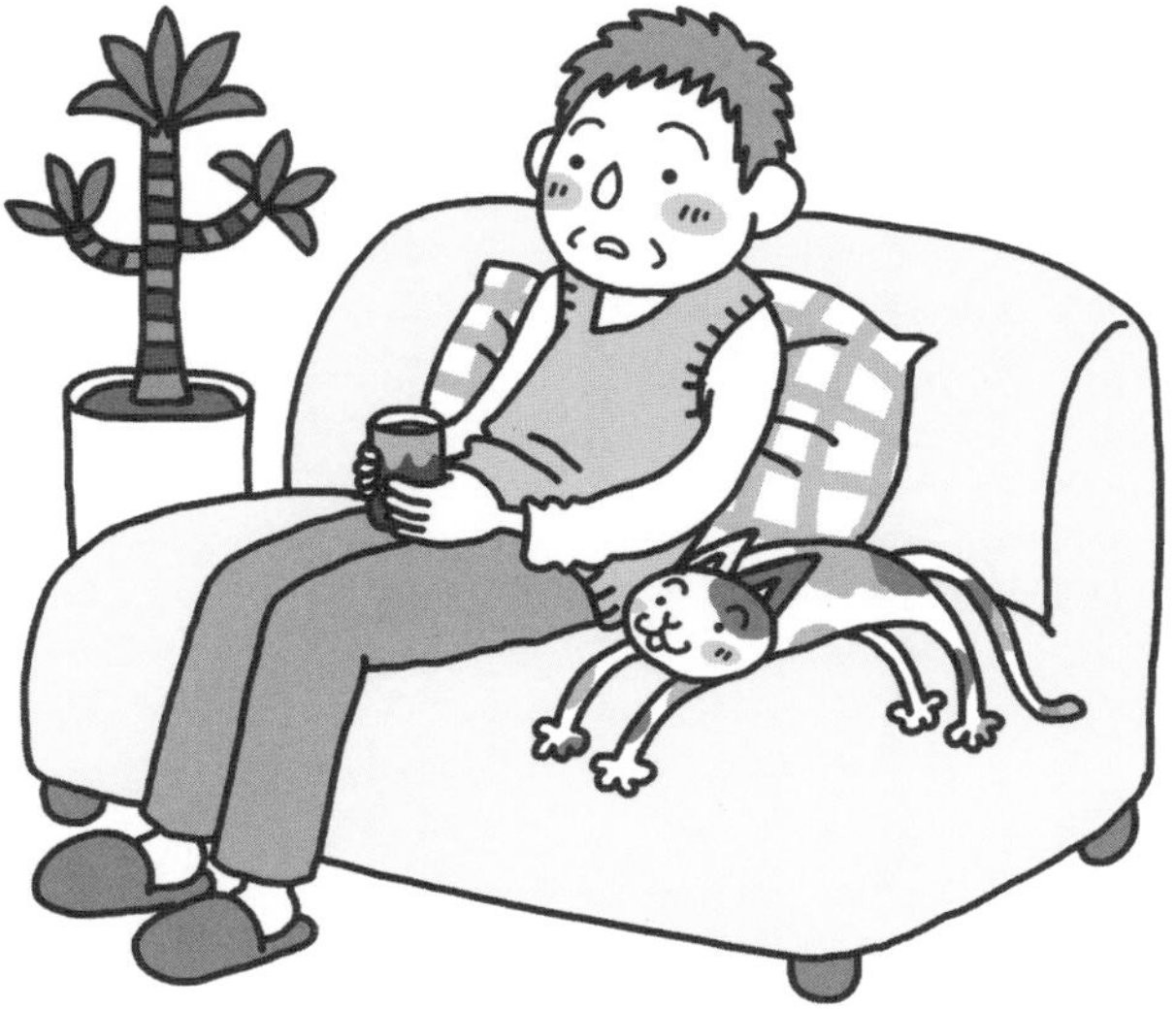

あなたの「貯筋」は、十分ですか？

年齢とともに代謝が落ち、筋肉を増やす成長ホルモンも減少すると、筋肉は右肩下がりでどんどん落ちていきます。

1キログラムの筋肉が減ると、約50キロカロリーの基礎代謝量が減るといわれています。

基礎代謝量が50キロカロリーも減っているのに、摂取カロリーが変わらなければ当然太りやすくなるわけです。

つまり、**筋トレをしないで放っておくと、若いときからコツコツためてきた筋肉の貯金ならぬ「貯筋」の残高が、少しずつ減っていってしまう**のです。

その貯筋残高がどんどん減るにつれて、自分で自分の身体を支えきれなくなり、あちこちに痛みやしびれが発生するのです。

まるで借金が次第にかさんで家計が立ち行かなくなってしまうように、痛みやしびれが徐々にたまっていき、自力で立ったり歩いたりできなくなってしまうのです。

できれば、そうした深刻な状態になる前に食い止めたいところですよね。

ただ、筋肉の残高の目減りも、痛みやしびれという借金の増加も、自覚しにくいという落とし穴があります。

なぜなら、筋肉が急にドーンと減ったり、激しい痛みがある日突然起こったりするわけではなく、徐々に変化していくので、自分ではなかなか気づきにくいのです。

「痛みは急でも、原因は急ではない」

私はいつも患者さんにそうお伝えしています。

「最近、ちょっと買い物に行っただけでも疲れるけど、病気というわけでもないしね……」

「肩や腕がちょっとしびれた感じがするけど、日常生活には支障はないから……」

「歩くとひざが痛い感じがするけど、季節の変わり目だからかしらね……」

そんな身体の発しているサイン（兆候）を見逃していると、気づいたときには自力ではもうどうにもならない状態に陥ってしまいます。

私の整骨院にも、状態がかなり悪くなってから来院される患者さんが大勢みえます。よくこんな状態になるまで、がまんしてこられたなあ……と驚くことも少なくありません。

慣れとは本当に怖いものです。

もちろん、私は読者のみなさんをやみくもに不安な気持ちにさせたいわけではありません。

「一生自分の足腰で立って歩いて元気に過ごしてもらいたい！」と願うからこそ、気づかずに減っている筋肉の「貯筋」や、気づかずにたまっている痛み・しびれという借金を、早めに食い止めてほしいのです。

幸い、適切な運動をすれば、どんなに齢をとって足腰が衰えている人でも、筋肉の貯金残高をしっかり上げられます。筋肉が増えることで、痛み・しびれの借金も自然に減らせます。

たとえば、お小遣いがあまりなくても、貯金箱に毎日１００円ずつ投入していけば、1か月で3千円になり、半年で2万円弱になり、１年で4万円近くも貯まります。

いきなり一万単位のお金を工面するのは大変でも、小銭の貯金ならさほど苦にはならないですよね？

私が考案した筋肉をムリなく増やせる「くろまく元気体操」も、これに似ています。**あまり負担にならない軽い運動を毎日ちょっとずつ積み重ねていくだけで、自然に筋肉量が増えていくので、年齢にかかわらず、誰でも簡単に「貯筋」を増やすことができる**のです。

根拠なき「自分は大丈夫！」に要注意

「最近、ときどき階段でつまずくけど、オレはまだまだ大丈夫だ」
「腰がちょっと痛むけど、がまんできないほどじゃないから大丈夫だろう」

何か不調を感じても、「自分は大丈夫」と自己判断してしまう方がよくいます。
もちろん、「大丈夫」であるに越したことはありません。
ところが、実際に検査をすると身体が「大丈夫ではない」ことが少なくないのです。

つまずきやすくなったのは、以前より筋肉が衰えている危険信号です。
痛みやしびれは、身体が発している「異常あり！」の危険信号です。
自分の身体が、必死にいろいろな信号を送って異変を報せてくれているのです。
その危険信号が赤ではなく、少なくとも緑や黄色のうちに気づくことが大切です。

あなたの身体は今、何信号ですか？

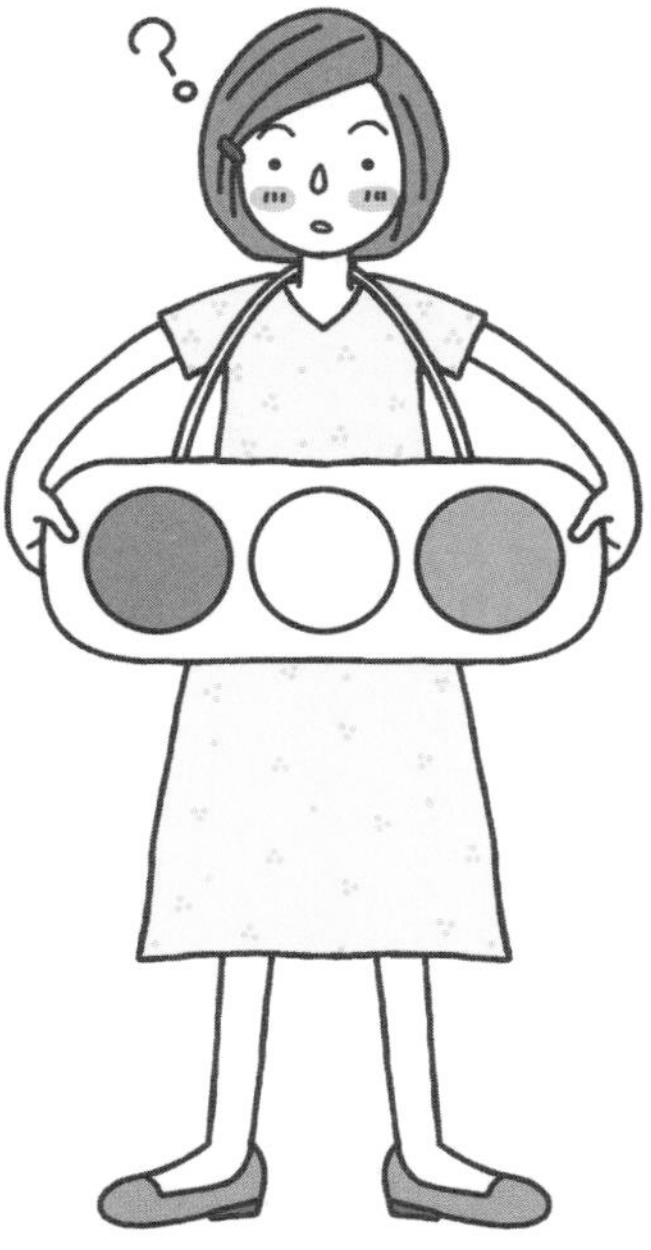

そもそも、身体の痛みは、痛むところだけに問題があるとは限りません。

これは、拙著『「黒幕」を知れば痛みは治る！』（自由国民社）のテーマでもある私の持論ですが、**痛みの「黒幕」が実はまったく別の場所に潜んでいることがよくあります。**

例えば、「ただの肩こりだから、もめば治る」と思っていても、実は股関節の大腰筋に問題が隠れていることが少なくありません。

「ただの腰痛」と思っていたら、**腎臓がん**が見つかった……というケースもあります。

痛みのサインは、大きな病が隠れていることを知らせてくれるありがたい警鐘かもしれません。

検査をきちんと受け、専門家が「問題ない」と判断したとき以外は、決して安易に「自分は大丈夫」と自己判断してはいけません。


特に高齢になると不調や変調をすべて「齢のせい」にしてやり過ごしてしまう傾向があります。

とくに女性は、自分のことはさておき、家族のことを最優先にしがちなので、つい自分のことは後回しにしてがまんしてしまう方が多いように感じます。


でも、**自分の身体の不調をがまんすることは、美徳ではありません。**

がまんすることで重症化してしまい、結果的に家族に迷惑をかけてしまうかもしれません。

最悪の場合は、手遅れになってしまうことだってありえます。

「あれ？　いつもと何か違うな……」と、少しでも感じたら、ぜひ検査や治療をしてもらうようにしましょう。

チェックテスト！　筋力が衰える10の危険信号

「自分の筋肉はどのくらい衰えているのだろう？」とご心配な方は、簡単にチェックできる方法があります。

次の10の項目を見て、当てはまるものにチェックを入れてください。

筋力チェックテスト

1 □ 正座ができない
2 □ 階段の上り下りが苦手
3 □ 平らなところでもよくつまずく
4 □ 動くのが億劫
5 □ しゃがむ動作が苦手
6 □ 寝つきが悪い
7 □ 足がよくつる
8 □ 四股《しこ》を踏めない
9 □ 胃がもたれる、食欲がない
10 □ 片足で20秒以上立てない

自分に当てはまる項目はいくつありましたか？
数が多ければ多いほど、筋力が衰えている可能性があります。

合計３つ以上の方は、筋肉量が確実に減少してきています。

合計５つ以上の方は、今のままだと転倒するリスクが高いので、筋肉量がこれ以上減らないようにする必要があります。

それでは、１つひとつの項目別に見ていきましょう。

１　「正座ができない」のは、ひざの筋肉の衰えのサイン！

「正座ができない」ということは、ももの前の筋肉が弱まり、それによってひざ関節がかたくなっている可能性があります。

ひざを曲げる動作をするときは、ももの前の筋肉が伸びないと曲がりません。
筋肉が弱って硬くなると、ひざの曲げ伸ばしがしにくくなり、正座ができなくなるのはもちろん、イスに腰かけたり、便座に座る動作もしんどくなります。

ひざを90度以上曲げると、ひざ関節にある半月板に負担がかかります。

体重を支えるひざ関節は、身体の中でも重要な関節ですが、加齢にともなって、ひざ関節の半月板が徐々に劣化し、変形しやすくなります。

変形がひどくなると、体重をかけるだけでひざが痛くなります。

「正座」という字は「正しい座り方」と書きます。

ただ、腰にとっては正しい座り方でも、ひざにとっては正しい座り方とはいえないのです。

2〜4 「階段の上り下りが苦手」「平らなところでもよくつまずく」「動くのが億劫」は、足腰がかなり衰えているサイン！

「階段の上り下りが苦手」だったり、「平らなところでもよくつまずく」という人は、ひざの関節や太ももの筋肉が衰えている証拠です。

つまずきやすくなってくると、当然ながら「動くのが億劫」になります。

齢だから動くのが億劫になるのではありません。

筋肉が衰えているから身体を動かすことがわずらわしくなるのです。

5　拾う動作・「しゃがむ動作が苦手」なのは、身体の連動性が衰えているサイン！

「しゃがむ動作が苦手」な理由の1つは、身体の連動性が悪くなっているからです。

しゃがむ動作は、足首・ひざ・股関節が順番に曲がってきて初めてできる動きです。

つまり、しゃがむのが苦手ということは、足全体の表と裏の筋肉のバランスが崩れて関節が正しい動作で行えていない証拠なのです。

ひざを曲げ伸ばしするときに「ゴキッ」と音がすることがありませんか？

それも筋肉バランスが崩れて身体の連動が衰えているサインである場合があります。

6 「寝つきが悪い」のは、姿勢が悪くなっているサイン！

「寝つきが悪い」理由の1つは、筋肉が衰えて姿勢が悪くなるからです。

筋肉が衰えると身体を支えることができず、いわゆる「猫背」になります。

背中が丸くなると、背骨全体にも「ゆがみ」が出てきます。

背骨は自律神経とも深い関わりがあるといわれています。

背骨がゆがんでいると自律神経に悪影響があるという医学的なデータはありません。

しかし、自律神経の交感神経と副交感神経は、背骨を中心に全身にはり巡らされています。

もし背骨に神経の走行の妨げとなるような大きなゆがみがあれば、何らかの影響が出ると考えられるわけです。

自律神経のバランスが乱れると、質のよい眠りが得られないので、代謝がますます悪くなり、筋肉の回復も遅れるという悪循環に陥ります。

その結果、ますます老化に拍車がかかってしまうのです。

自律神経と頭蓋骨・背骨・骨盤との位置関係

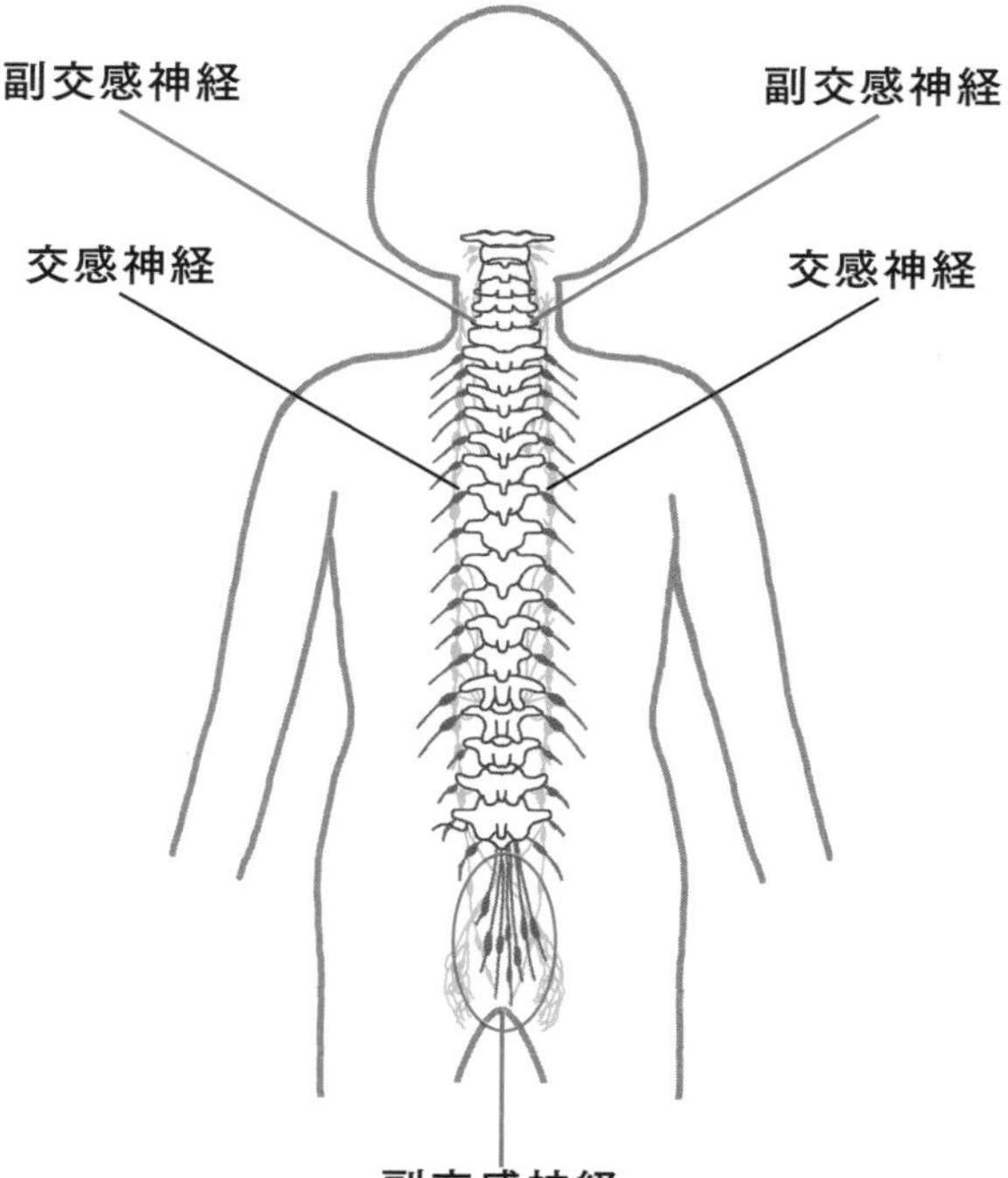

交感神経と副交感神経と体性神経（感覚神経・運動神経）は、解剖学的につながっています

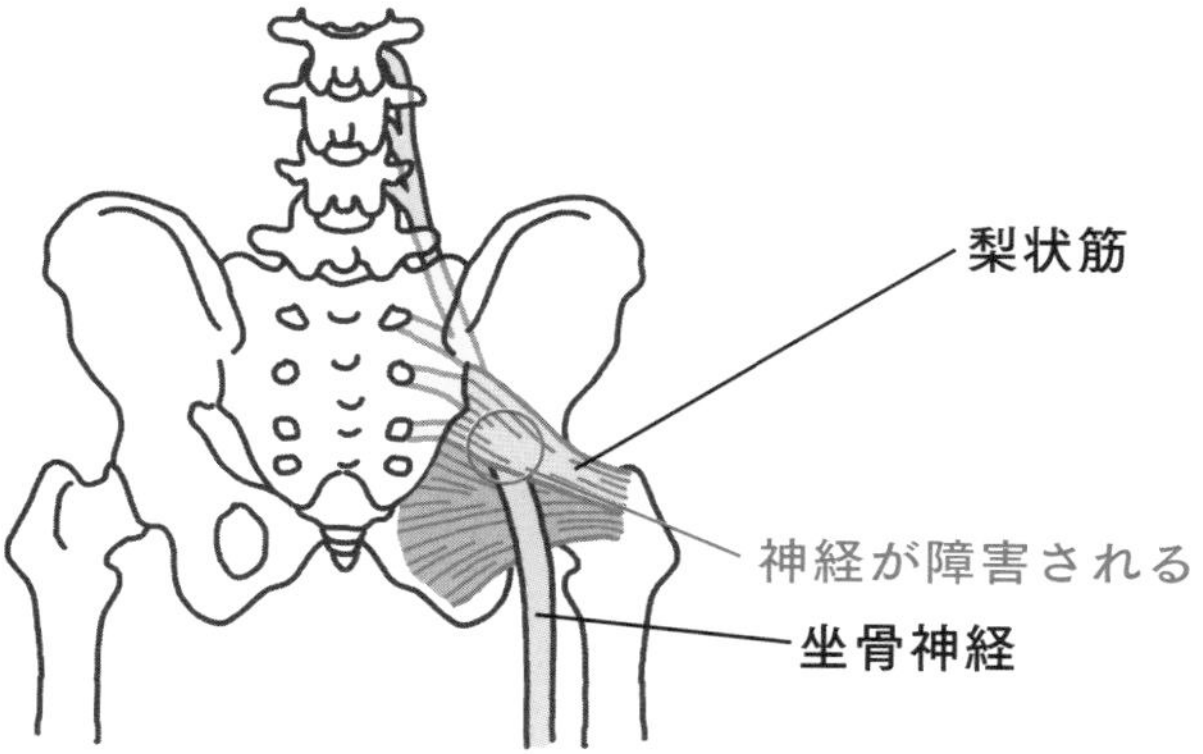

7 「足がよくつる」のは、お尻の筋肉が衰えているサイン！

「足がよくつる」のは、お尻の筋肉が衰えて、坐《ざ》骨神経《こっしんけい》を圧迫している可能性があります。

坐骨神経は、お尻にある洋梨のような形をした「梨状筋《りじょうきん》」という筋肉の間を通っている大きな神経です。

長時間座っていると、梨状筋がこわばってかたくなり血流が悪くなり酸素不足になります。それによって坐骨神経が圧迫されて、足がキューッとつってしまいます。

夜寝ているときに「あいたたたたっ！」と、こむら返りがよく起きる人は要注意です。

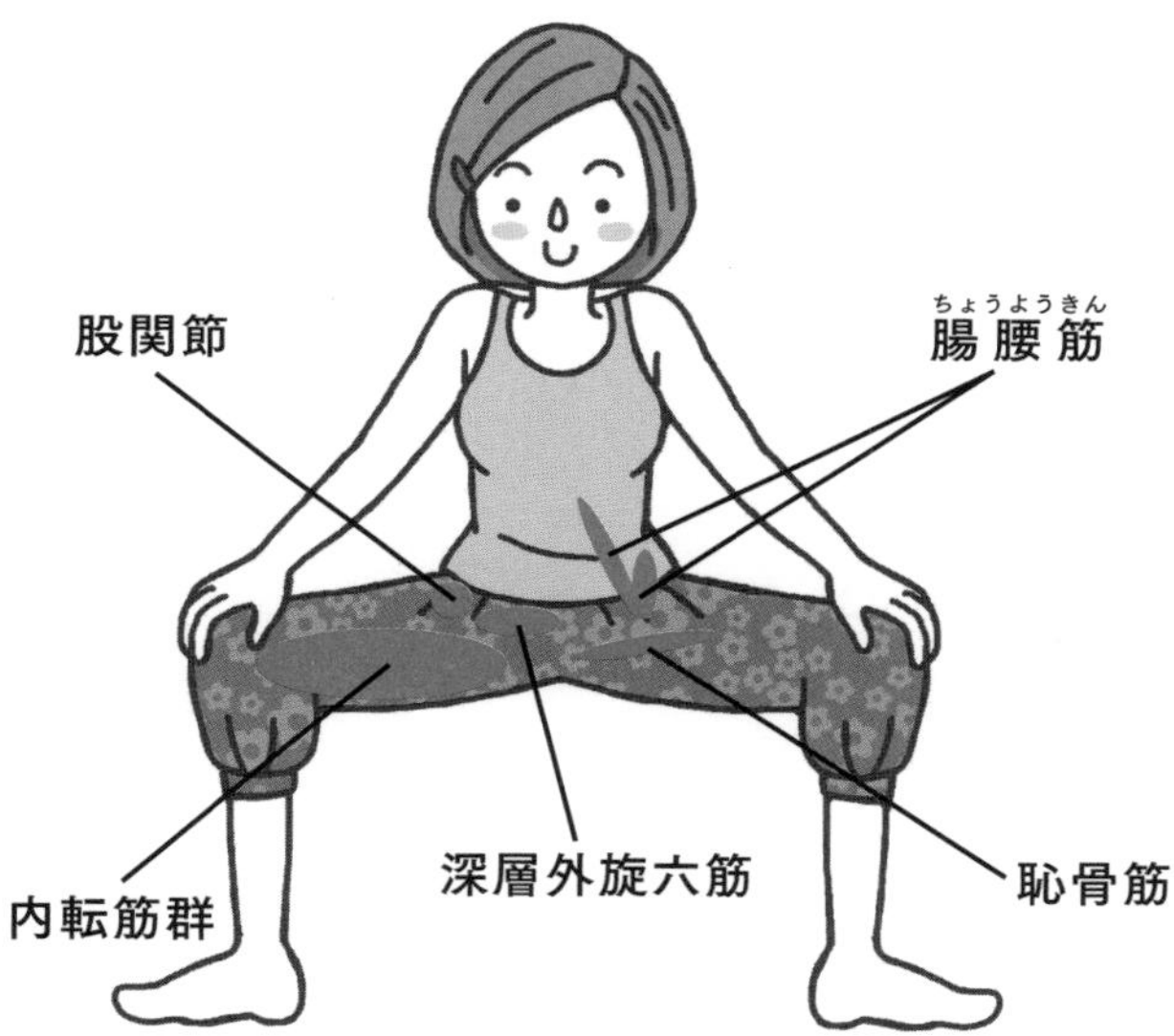

8 「四股を踏めない」のは、股関節が衰えているサイン！

お相撲さんのように高々と足を上げる四股踏みをする必要はありませんが、イラストのように肩幅より大きく足を広げた姿勢で、腰を落としてしゃがむことができますか？

股関節を開いたまま、ひざを90度まで曲げられたら合格です。

四股をうまく踏めないのは、股関節の筋肉が衰えて硬くなっているサインです。

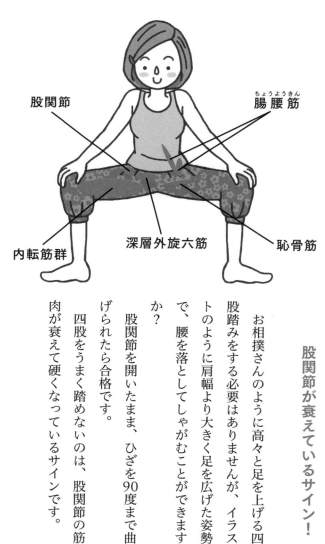

9 「胃がもたれる、食欲がない」のは、猫背になっているサイン！

「胃がもたれる、食欲がない」などの症状が出ると、まず消化器系の病気を疑いますよね？

でも、実は内臓の不調の黒幕は、筋肉の衰えによる猫背などが原因の場合があります。

なぜなら、内臓と背中には非常に密接な関係があるからです。

背骨には、血流や発汗などの働きを調整する自律神経の神経節があり、胃腸の働きも背中の神経節から出ている神経に制御されています。

特に背骨の胸椎《きょうつい》（脊椎の一部）の5番から9番※あたりがゆがんでくると、胃腸の症状が出たりします。

※文献により若干異なり6番～10番という説もあり。

つまり、筋肉が衰えてだんだん猫背になってくると、背中の神経節が圧迫されてしまうため、胃腸の機能も低下して、胃もたれや食欲不振、便秘などの原因になるのです。

交感神経系（胸腰系）

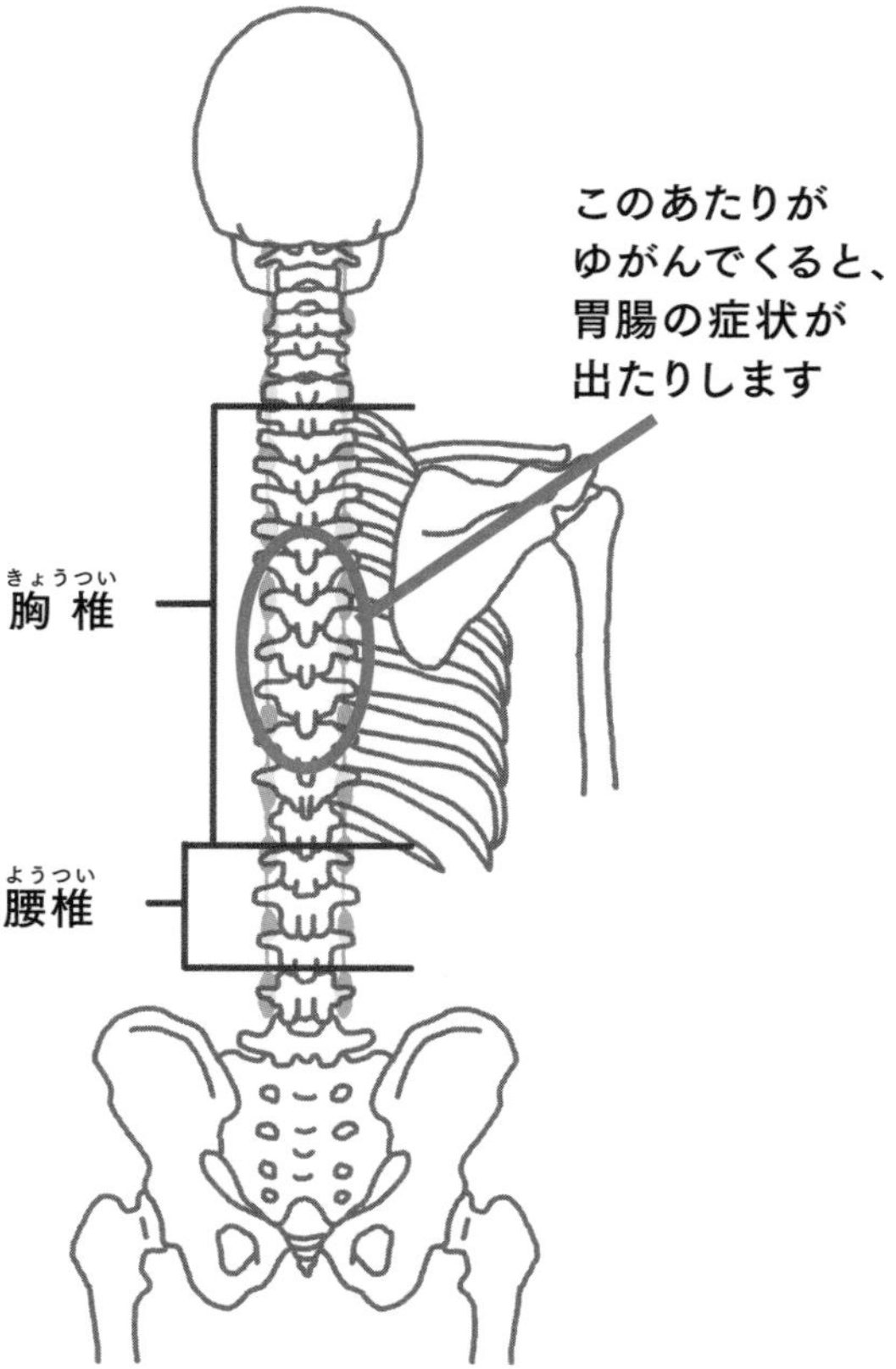
このあたりが
ゆがんでくると、
胃腸の症状が
出たりします
胸椎《きょうつい》
腰椎《ようつい》

10 「片足で20秒以上立てない」のは、足の筋力が衰えているサイン！

「片足で20秒以上立てない」というチェック項目は、本書の「はじめに」（12ページ）でもお話しした通り、厚生労働省による足の筋力やバランス機能を調べるための評価基準のひとつです。

これがうまくできない人は、明らかに足の筋力が落ちています。ぐらぐらしないで立っていられる時間が短いほど、筋力の衰え方が激しいといえます。

チェックテストの結果はいかがでしたか？

「自分はまだ若いつもりでいたけど、筋肉がかなり衰えているみたいだ……！」

「うちの親はまだ元気だと思っていたけど、当てはまる項目が多くてショック……」

もしチェックテストの結果に不安を覚えられたとしても、ご心配なく。

「くろまく元気体操」を行うことで、いくつになっても衰えた筋肉を復活できます。

第2章

高齢者ほど筋トレ効果があるワケ

高齢者の筋肉の「3大弱点」とは？

「いまさら筋力を鍛えなくても、とりあえず現状維持ができればいい」

私の整骨院にもそんな患者さんが多くいらっしゃいます。

そうした方に、私は必ずこうお伝えしています。

「何もしなくても変わらないなら何も言いません。

でも**何もしなければ、今と変わらないわけではなく、今より悪くなる**んですよ！」

加齢とは「下りのエスカレーター」なのです。

そのままでは、エスカレーターがどんどん下がっていきます。

だから、今より下がらないように日々コツコツと体操をすることがとても重要なのです。

「老化は足腰から始まる」といいます。

白髪や老眼、しわ、たるみのように、私たちはとかく目に見える老化のサインに気をとられてしまいがちです。

しかし、そうしたわかりやすい老化現象が始まる前から、足腰の筋肉の低下が始まっているのをご存知ですか？

筋肉の量は、20代の時と比べると、50代で約10％減り、80代になると30％以上も減ってしまうといわれています。

「自分は足腰がやせ衰えているわけじゃないから、筋肉がそんなに減っていないはず」と思われるかもしれませんが、加齢とともに代謝が落ちてくると、筋肉の代わりに脂肪が増えてくるので、筋肉がごっそり減っているのに気づかないだけです。

実際は、身体の動きをサポートしてくれていたしなやかな筋肉が、いつのまにかブヨブヨの脂肪と入れ替わっているのです。

身体を支える筋肉が減って、脂肪がつけば、その重みで足腰によけいに負担がかかります。

加齢とともに動くのが大変になるのは、筋肉量が減ることによって身体の動きをコントロールすることが難しくなり、関節への負担が増えることが原因なのです。

しかも、高齢者は若いときよりも代謝が落ちて筋肉の回復力が遅くなるため、動かなければ、ますます筋肉量が減って、身体がかたくなり、やがて足腰が立たなくなってしまいます。

高齢者の筋肉の「3大弱点」は、次の3つです。

1 筋力が低下しやすい
2 身体がかたくなりやすい
3 筋肉が回復しにくい

どんなに若いときにスポーツなどで鍛えていたシニアの方でも、何もしなければ、この3大弱点によって、筋力がどんどん衰えて、足腰が弱ってしましまます。

高齢者ほどこうした弱点があることを自覚して、足腰を鍛える必要があるのです。

実は運動していない人ほど筋肉が付きやすい！

「高齢になってから筋肉を鍛えても意味がない」

そういう方は私の整骨院の患者さんにも多くいらっしゃいます。

普通に考えると、高齢者になってからも筋肉がつくとはちょっと信じがたいですよね？

ただ実際は、**「適切な負荷」「適切な休養」「適切な食事」というトレーニングの３原則を守れば、年齢に関係なく筋肉をつけられる**のです。

「毎日ウォーキングをしているけど筋肉がつかない」

そんな方は筋肉をつくる材料であるたんぱく質が不足していたり、たんぱく質を分解するための食物酵素が足りないのかもしれません。

厳密には個別のカウンセリングが必要になりますが、「運動・休養・栄養」の３つに留意することで高齢の方でも必ず筋肉をつけることができます。

私が高齢者の方を施術または運動指導する際、特に気をつけていることがあります。それは、「絶対に転ばせない！」ということです。

一番怖いのは、転倒による太ももの付け根の骨折です。専門的には**「大腿骨頸部骨《だいたいこつけいぶこっ》折《せっ》」**と呼ばれ、高齢者の転倒では最も注意が必要な骨折です。

太ももの付け根の骨は高齢者になるともろくなりやすく、骨折しやすい箇所です。高齢者がこの骨を骨折してしまうと、ほぼ100％の確率で手術が必要になります。しかも平均入院期間は約1か月も要します。

大腿骨骨折　↓　約1か月の長期入院　↓　入院中に認知症に

このようなパターンで認知症になってしまう高齢者を何人も見てきました（30ページ参照）。

高齢者の転倒で一番怖い「大腿骨頸部骨折」

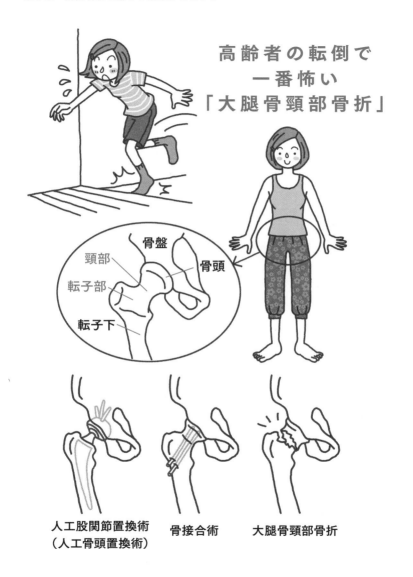

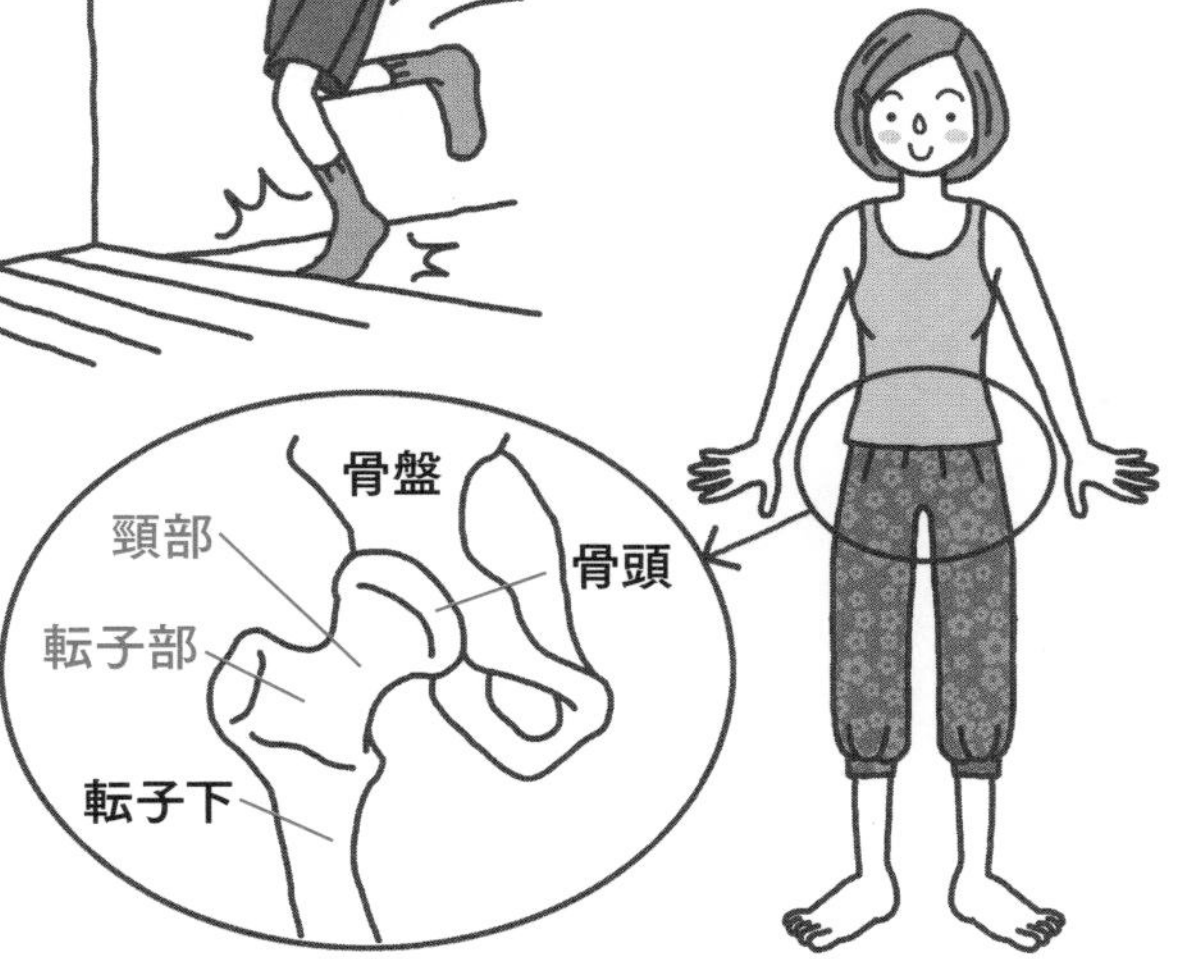

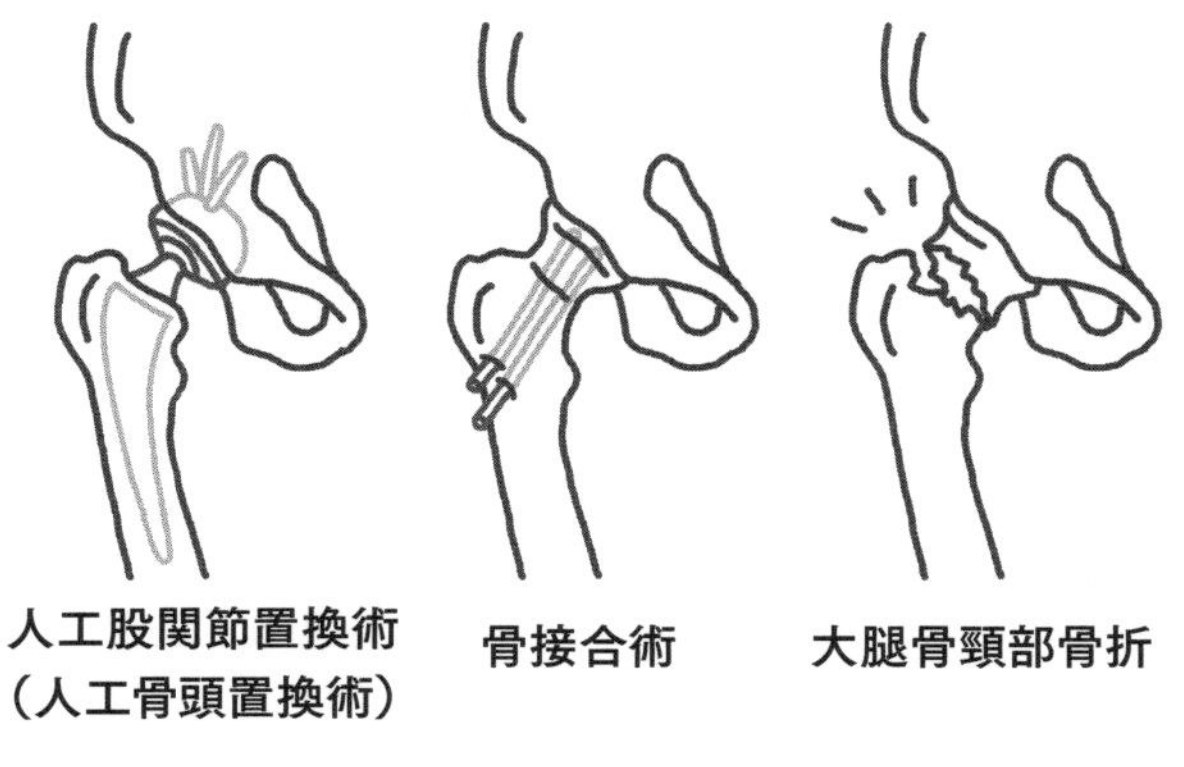

だからこそ「絶対に転ばせない！」という思いが人一倍強いのです。

転倒予防をするうえで高齢者がより強化しなくてはならないのが、身体の中にある**「抗重力筋《こうじゅうりょくきん》」**です。

詳しくは第3章でご説明しますが、姿勢を保つのに欠かせない抗重力筋を鍛えれば、効率よく身体を動かせるようになります。

その結果、筋肉量の低下を食い止めることができ、転倒したり、寝たきりになる危険性を防ぐのに役立ちます。

幸い、普段あまり運動をしていない人ほど、筋肉がつきやすい傾向があります。

なぜなら、**筋肉は負荷という刺激に対する反応によって増える性質がある**からです。

そのため、運動習慣のない人が「慣れない運動刺激」を受けた場合、その刺激に見合った休養と栄養をとれば、比較的早い段階で筋肉をつけることができるのです。

つまり、**運動不足であることが筋肉をつけるうえで不利になるわけではない**のです。

一生懸命に努力しても、あまり効果が出ないと続けるのがイヤになってきますよね。

でも、筋肉は運動不足の人ほどつきやすいので、毎日運動を続けることが苦でなくなります。

「くろまく元気体操」なら、いくつになっても抗重力筋を効率よく鍛えることができるので、ムリなく続けられます。

「やらない理由探し」「やったつもり」は一番ダメ

「筋肉を鍛えるのか。よし、ジムにでも行ってみようかな」

「近所のヨガ教室でがんばってみようかしら」

筋肉を鍛えましょうというお話をすると、普段と違うことを新たにしなければならないのではないかと考える人がよくいます。

ジムやヨガがその人の身体によく合っていて、なおかつずっと続けることができるのであればかまいません。

しかし、お金がかかったり、特定の日にちに通ったりしなければならないトレーニングは、だんだん面倒になって続かなくなりがちです。

しかも確固たる目的意識がないままに運動を始めると、

「今日は雨だから、お休みしよう……」

「ジムの費用がばかにならないから、やっぱり節約しよう……」

そんな「やらない理由探し」をして、なんとなく足が遠のいてしまいます。

一番よくないのは、ジムやヨガに行く以外の日は運動不足でも、

「まあ、たまにヨガに行って集中してストレッチをしているからね」

「ジムではいい汗流しているしね」

などと、**「やったつもり」**になることです。

実際は、1か月に1度ジムやヨガに行って、1時間ほど汗をかいてみただけで「十分やったつもり」になっていても、焼け石に水です。

コラム

なぜ１か月に１度の運動では効果が出ないの？

負荷のある運動を行うと、筋肉の疲労から一時的に細かな筋繊維が損傷しますが、損傷した筋繊維が「負けないように」強い筋繊維を再生しようとします。

このとき、主にたんぱく質＋食物酵素の適切な栄養と休養を補うことで、運動を行う前より強い筋肉が作られます。この現象を「筋肉の超回復」と呼びます。

運動の負荷の大きさによって異なりますが、筋肉が損傷を受けてから回復を始め、さらに強い筋繊維をつくるまでに約48～72時間（２～３日）の休養が必要といわれています。

この筋肉の超回復理論を元に考えると、１か月に１度の運動では、効果が期待できません。高齢者が筋肉を効果的につける条件は次の３点です。

１、「たんぱく質＋酵素」の食生活。

２、負荷の大きな運動は週に２回～３回程度を目安に行う。

３、筋肉低下を防ぐために「くろまく元気体操」のような負荷の少ない運動を毎日コツコツ行う。

それ以外の日になんの運動もしなければ、筋肉量の低下を食い止めることはできません。

こうした「やったつもり」は、健康志向の方によく見られる傾向ですが、ただの自己満足に過ぎない場合が多々あります。

例えば、昼食を抜いて「ダイエットしたつもり」になって、安心して夜にがっつり食べれば、ダイエットになるどころか、むしろ太ってしまいかねませんよね。

中途半端な「やったつもり」では、決して思うような結果は出ないのです。

「やらない理由探し」をして何もしないのも、一時的に「やったつもり」になって日常的に何もしないのも、さぼっていることに変わりはありません。

高齢者は放っておけば筋肉がどんどん減っていくので、筋肉の低下を食い止めるためには、たとえ負荷が軽くても「毎日続けること」が大切なのです。

テレビのＣＭを見ながら1日1分体操するだけでＯＫ！

高齢者が筋肉をつけるのに大切なのは、1日1分でもいいので、長く続けることです。
三日坊主で終わらせず、続けるためのコツとして、「ながら体操」がおすすめです。

ベッドに寝ころびながら――
ソファに座りながら――
テレビを見ながら――

そんな普段の生活をしながら、すき間の時間に体操をちょこっと挟むのです。

たとえば、民放テレビのドラマやニュース、バラエティ番組などを見ながら、**ＣＭの時間**を利用してストレッチをすれば、ちょうどいい息抜きになります。

ＣＭは1本15秒が一般的で、長くても1本30秒です。

1時間番組なら、合計2分～3分ほどのＣＭが、3～4回挿入されます。

トイレ休憩をする以外は、CMを見るともなしに眺めたりして、なんとなくやり過ごすという人が多いのではないでしょうか?

このすき間時間を利用して、短い体操をしてみましょう。

わざわざ時間をかけてジムや教室に通わなくても、自宅にいながらにして、テレビCMの合間にちょこちょこ筋肉をつけられるとしたら、こんなに効率がよいことはありませんよね。

重心のズレを直す「3つの点」に注目

「運動不足はよくない」と思って、自己流トレーニングをしているという患者さんもいます。

けれど、自己流だと身体にムリな負荷をかける動きをうっかりしていることがあります。

それによって首や肩、腕、足腰の筋肉や筋を傷めて来院されるケースが少なくありません。

若いときなら、多少ムリをしても早めに回復するかもしれませんが、**高齢者の場合は筋肉の回復が遅いという弱点があるので、ムリは絶対に禁物です。**

私はプロのサッカー選手の専属トレーナーをしていた経験もあるのですが、プロのスポーツ選手が筋肉を傷めると選手生命にかかわるので、決して自己流のムリなトレーニングはしません。

プロにはプロの鍛え方があり、高齢者には高齢者に見合った鍛え方があります。

そうした**基本ルールを踏まえないで、自己流トレーニングをするのは、例えるならサンダル履きで富士山の頂上を目指そうとするようなものです。**

高齢者が筋肉を効率よく鍛えるためには、まず、身体の「３つの点」を押さえておく必要があります。

３つの点とは、

「後頭部の一番飛び出たところ」

「肩甲骨《けんこうこつ》の中間」

「脊椎《せきつい》の下にある仙骨《せんこつ》」

です。

これらの3点に長い棒を当てたとき、地面に対して垂直になるのが、重心のとれた正しい位置です。

この正しい位置を「基本姿勢（ニュートラルポジション）」といいます。

もし、3点の位置が正しくない姿勢のまま自己流でトレーニングをすると、運動刺激が偏って、筋肉のバランスが崩れ、背中が丸まってしまったりすることがあります。

3点の位置が正しい人であれば筋トレ効果が出る体操でも、そうでない場合は同じ効果が得られないばかりか、悪影響が出てしまう可能性があるのです。「運動なら何でもいい」というわけではないのです。

運動をする際は、まずこの3点を正しい位置に戻す柔軟体操が不可欠です。

「くろまく元気体操」は、この3点を正しい位置に戻す柔軟体操が組み込まれているので、身体に悪影響を及ぼす心配がありません。

基本姿勢
（ニュートラルポジション）

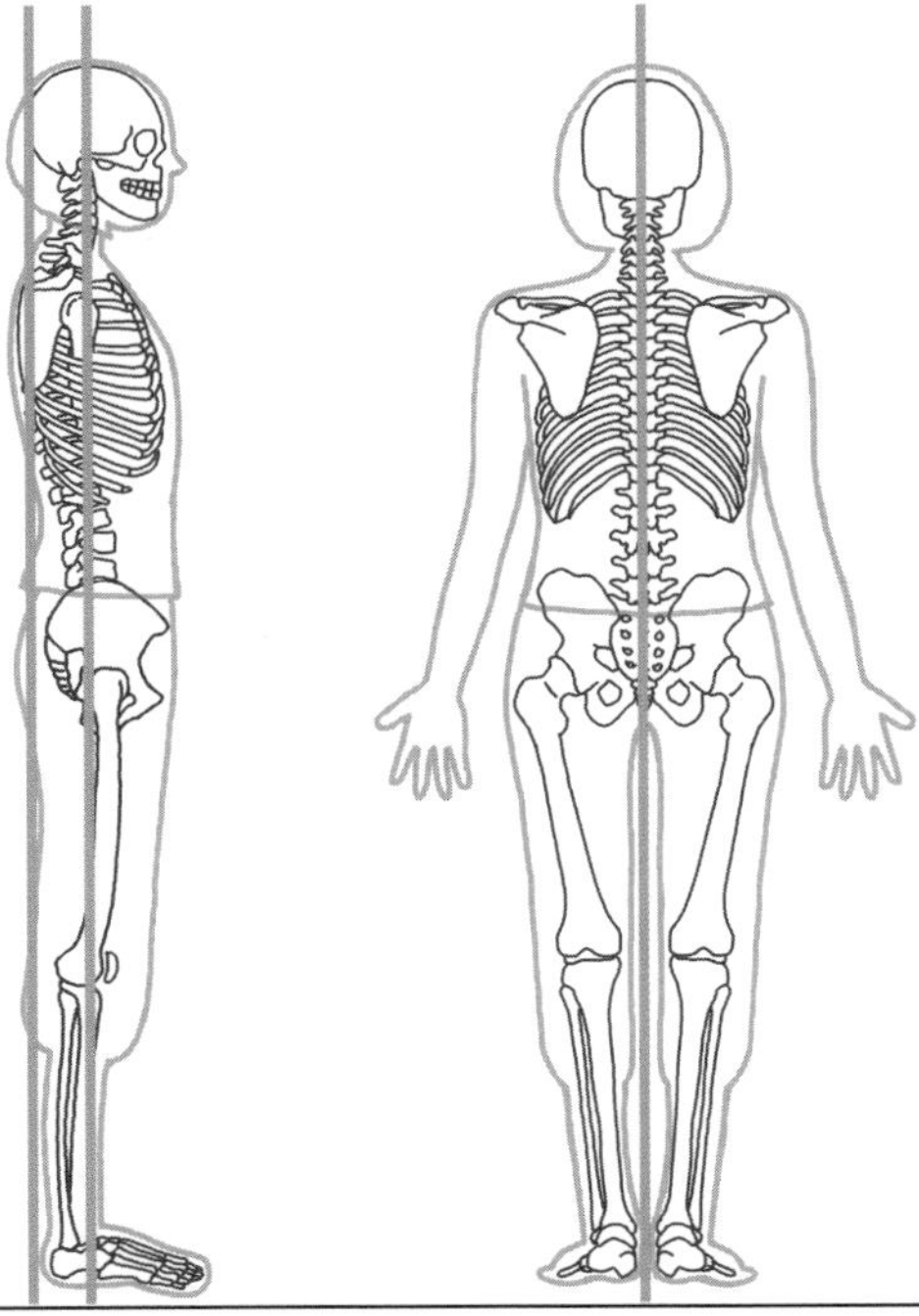

1　後頭部の一番飛び出たところ
2　肩甲骨の中間
3　脊椎の下にある仙骨
→１～３が地面に対して垂直な
一直線上にある状態

コラム

【奇跡の回復事例1】70代の寝たきりのおじいさんが、半年後にはジム通い！

「手術前は元気なおじいちゃんだったのに、今は別人みたいになっちゃって……」

私の整骨院に奥様のご紹介で来院された70代の男性Aさんは、当初、背中から腰がまるまっているような姿勢でかたまっており、ちゃんとあお向けになれないような状態でした。

そのため、Aさんは背中の後ろに枕をいくつも重ねた状態で寝ており、足腰が立たないどころか、寝返りさえ自力で打てませんでした。

お腹の手術を受けた後、徐々にそんな状態になってしまったようで、当時のAさんには「元気なおじいちゃん」という面影はもはやどこにもありませんでした。

まなざしもうつろで、奥様いわく「ひょっとしたら認知症なのでは？」というような状態でした。

「Aさん、いかがですか？　どこか痛いところはありますか？」

何度話しかけても、Aさんは終始無言で、全てに対して心を完全に閉ざしていました。

大きな手術をした後、ベッドで安静にしているうちに、手術前とは別人のような寝たきり老人になってしまう――Aさんのような事例は、決して珍しいことではありません。

理由は、高齢者の筋肉の「３大弱点」の影響が大きいといえます（58ページ参照）。

手術自体はうまくいき、疾患が取り除かれても、回復するまでに時間がかかるので、その間に筋肉量がどんどん減って、身体がかたくなってしまうのです。

身体が思うように動かなくなると、それまでどんなに元気だった人でも、めっきりふさぎ込んでしまい、コミュニケーションをとることもままならなくなります。

中にはそのまま認知症のような状態になってしまい、寝たきりで生涯を終えられる方もいます。

私はまずAさんがあお向けになって、寝返りぐらいは打てるようにしようと思い、腰にある大腰筋《だいようきん》をはじめ、下半身の動作にかかわる筋肉を鍛えるストレッチを指導しました。

といっても、ほとんど寝たきり状態なので、腹式呼吸をはじめ、寝たままでもできるような簡単な動きから根気よくフォローしていきました。

Aさんは最初はまったくやる気がなく、うつろな顔で黙って従っているだけでした。

それでも1か月ほどすると、自力であお向けになったり、横向きになったりできるようになり、寝返りが打てるまでに回復しました。

「やればまだ回復の見込みがあるのか――！」

効果が出たことでAさんは希望の光を感じたようで、表情も少しずつ明るくなってきました。

私の指導も素直に受け入れてくれるようになり、２か月目には自力でうつ伏せもできるようになりました。

そこまでくれば、しめたものです。

その後も、下半身の筋肉を中心に柔軟性を取り戻し、衰えた筋肉をつける動きを指導していくうちに、ついに４か月目でAさんは自力で起き上がって歩けるまでになりました。

さらに筋力をつけるストレッチを続けてもらったところ、半年もしたころには自分でジムに通えるまでに回復したのです。

「元気なおじいちゃん」の完全復活です！

私がこのときAさんに行った一連の指導は、第4章でご紹介する「くろまく元気体操」にも反映されています。

もし、Aさんがストレッチも何もせず、筋肉を回復させないままだったら、その後の人生は今とは180度違っていたでしょう。

寝たきり老人になるか、ジム通いするほど元気なシニアになるか、そのカギは筋肉が握っているのです。

［奇跡の回復事例２］
納豆屋のおじいさんが「赤ちゃんトレーニング」で復活！

Ｂさんは、老舗の納豆屋さんを長年きりもりしてこられたご主人でした。こだわりの納豆を作ってきたＢさんは、ちょっとがんこだけれど、手先が器用で、頭もしっかりしており、80代になっても店頭に立つほどお元気でした。

ところが、体調を崩して病院に入院されてから、様子が一変したそうです。

「ついこの前までは、誰よりも早く起きだして、毎朝せっせと納豆を作っていたのに、今は起き上がることもできなくなっちゃって……」

ご家族もＢさんがいきなり寝たきりになるなんて思ってもいなかったようで、暗い表情で何度もため息まじりにそうおっしゃいました。

私が訪問介護で初めて伺ったとき、「こんにちは！」と笑顔であいさつをしても、寝たきりのBさんは仏頂面でにこりともせず、「ふんっ」という顔でそっぽを向いてしまいました。

きっとBさんは、何十年も自分の手足を動かして納豆を作ってきたのに、生きがいだった納豆作りができない身体になって、気力がガクッと失せてしまったのでしょう。

私はそのとき、Bさんとご家族が明るい笑顔を取り戻せるように、リハビリの運動指導をがんばろうと心に誓いました。

その日から、私は毎日のようにBさん宅に通い、「赤ちゃんトレーニング」の指導をしました。

赤ちゃんトレーニングとは、赤ちゃんに寝返りやハイハイを教えるように、寝たきりの人が徐々に自力で動けるように指導していく訓練方法です。これも第4章の「くろまく元気体操」に一部反映しています。

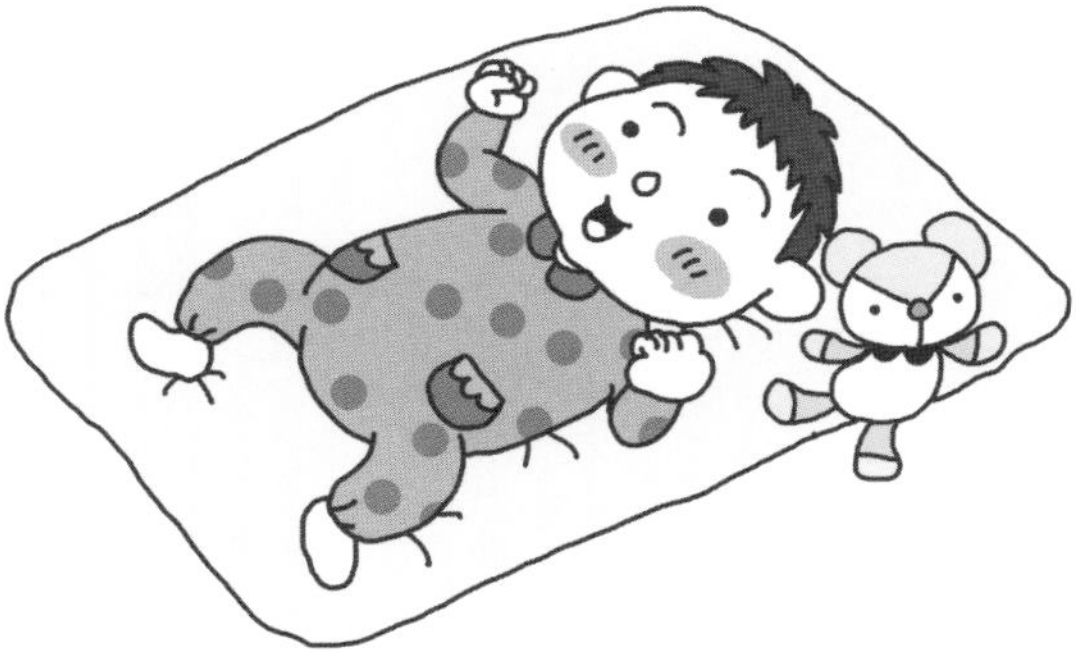

「お年寄りに赤ちゃんごっこをさせるなんて、ふざけている！」

と思われるかもしれませんが、実は赤ちゃんと寝たきりの人には共通点があるのです。

生まれたばかりの赤ちゃんは、自力で寝返りを打つことができません。

新生児室にいる赤ちゃんは、みんなあお向けに寝ています。ごろんごろんと寝返りを打っている赤ちゃんはひとりもいません。

赤ちゃんが寝がえりを打てないのは、お母さんの羊水の中にずっといて、姿勢を保つのに必要な「抗重力筋」が発達していないからです。

抗重力筋については第3章で詳しくご説明しますが、もし抗重力筋が衰えてしまうと、姿勢を保つことができなくなるので、寝たきりにならざるを得ません。

寝たきりを避けるには、抗重力筋を鍛えるのが早道なので、私はBさんに抗重力筋を鍛える基本となる赤ちゃんトレーニングを指導したのです。

ただ、Bさんは80代まで現役でがんばってきたご主人なので、プライドがとても高く、なかなか素直に赤ちゃんトレーニングの指導に応じていただけませんでした。最初のうちは、自由に寝返りも打てない自分にいら立っているように見えました。

しかし、毎日根気よく赤ちゃんトレーニングを続けるうちに、筋力が少しずつ復活して、徐々に自力で寝返りが打てるようになってきたのです。

すると、最初は不機嫌そうにしていたBさんも、前よりも動けるようになる度に、「おおっ!」とうれしそうな表情を見せるようになりました。

それから3か月ほどリハビリ訓練を続けると、Bさんは自力で身を起こし、足を引きずってはいるものの、自力で歩けるまでに回復しました。

「まさか、また歩けるようになるとは思わなかったよ！」

初めてお会いしたころの仏頂面はもうどこにもなく、Bさんは笑顔で話してくれるようになりました。

「おじいちゃんがあのまま寝たきりにならなくて本当によかったねえ！」

最初は意気消沈していたご家族の方々からも、口々に感謝の言葉をいただきました。

みなさんに笑顔が戻って、私もほっとしました。

もしBさんが筋力をつけないままだったら、今でも寝たきりのままだったでしょう。

筋肉をつけるだけで、寝たきりを回避でき、ご家族も大変な介護生活から解放されるのです。

【奇跡の回復事例3】
80代のおばあちゃんがスクワット1か月で筋力増加！

「右足が痛くてね。ここ10年ほどなかなか痛みがひかないのよ。階段を上るのもしんどくて……。でも、手術とかはしたくないの」

そんな80代の女性Cさんが、私の整骨院におみえになりました。

Cさんは股関節が先天的に変形していました。

50代まではテニスもできるほどお元気だったのですが、70歳を超えてからは右足を引きずるようになったそうです。

痛い足をかばうように歩くため、姿勢のバランスが悪く、見るからに辛そうな歩き方でした。

足が思うように動かせなくなると、早く歩けないので横断歩道を渡るのも怖くなり、外出をだんだん避けるようになります。

家の中でもなるべく動かないようにするので、歩行数がかなり減ります。するど足腰の筋肉がどんどん落ちてしまい、ますます歩くのが困難になります。

Cさんは、足を痛める前までは歩くのが好きだったそうですが、足が悪くなってからは、趣味のテニスもできなくなり、近所に買い物に行くのも億劫になってしまったそうです。

そうした事情も重なって、Cさんはすっかり出不精になってしまったのです。

彼女の筋肉量を測定すると、やはりかなり少なくなっていました。

そこで、私はCさんに筋肉をつける運動「どすこいスクワット」（150ページ）をするように指導をしました。

スクワットといっても、スポーツ選手がするようなハードなスクワットではなく、関節に負担がかからないスクワットです。

また、スクワットをする前に、かたくなってしまった筋肉をほぐす柔軟体操も合わせて指導しました。これらの体操も、第4章でご紹介する「くろまく元気体操」がベースになっています。

「私なんてもう齢なのに、こんな体操して、本当によくなるの?」

最初のうちは、Cさんはかなり半信半疑のようでした。

しかし、1か月ほど続けるうちに、様子が変わってきました。


「なんだか前より歩くのが楽になったわ!」

確かに、以前より足を痛そうにひきずって歩く感じがなくなり、スピードも速くなっていました。歩きにくかった足に筋肉をつけることで、わずか1か月で歩きやすくなったのです。

筋肉量を測定すると、最初に測定したときとは筋肉と脂肪の比率が大幅に変わっていました。

「へえ、この齢でこんなに筋肉が増えるなんて！　筋肉ってすごいわねぇ」

Cさんご自身がそのことに驚かれたようです。

歩くのが苦でなくなってくると、それまでの出不精な生活とはうって変わって「もっと動きたい！」という活動的な気持ちになってきます。

Cさんは以前のように自転車で買い物にも行くようになりました。

70代になっても、80代になっても、筋肉は取り返せるので、「もう齢だから」とあきらめないことが大切なのです。

第3章

筋力アップで病気にならない身体に！

筋力の衰えを防ぐ決め手「抗重力筋《こうじゅうりょくきん》」とは？

高齢者が筋力をつける際に最も重要なのが、これまでたびたびお話ししてきた**「抗重力筋」**です。

抗重力筋とは、地球の重力に対して姿勢を保つために働く筋肉のことです。

地球上で暮らしている私たち人間をはじめ、空を飛ぶ鳥、水中を泳ぐ魚などの生きものはもちろん、地球の周りを回っている月だって、常に重力の影響を受けているのはご存じですよね？

常にこの重力の影響を受けているにもかかわらず、私たちがサッと立ち上ったり、スタスタ歩いたりできるのは、抗重力筋が働いているからなのです。

といっても、横になっているとき以外、抗重力筋は姿勢を保つのに常に働いている筋肉なので、通常、普段の生活の中で意識することはありません。

「いったい身体のどこに抗重力筋がついているの？」

と気になると思いますが、抗重力筋とひとことで言っても、実は１つの筋肉ではありません。

抗重力筋は上半身から下半身まで、全身の至るところについています。

抗重力筋は「１　背中」「２　お腹」「３　お尻」「４　太もも」「５　ふくらはぎ」などに大きく分けられます

それぞれの部位の筋肉には、次のような固有の名称が付いています。

1　背中……脊柱起立筋《せきちゅうきりつきん》、広背筋《こうはいきん》

2　お腹……腹直筋《ふくちょくきん》、腸腰筋《ちょうようきん》

3　お尻……大臀筋《だいでんきん》

4　太もも……大腿四頭筋《だいたいしとうきん》

5　ふくらはぎ……下腿三頭筋《かたいさんとうきん》

抗重力筋

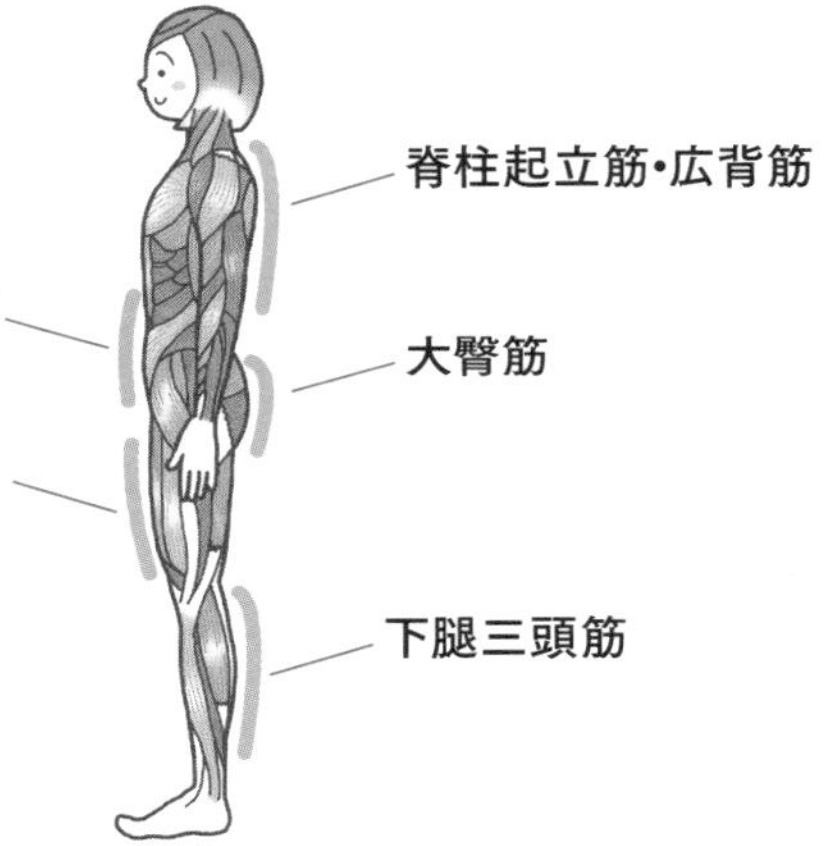

これらの筋肉をひとまとめにした総称が抗重力筋です。

難しい筋肉名がたくさん並んでいますが、覚える必要はありません。

大切なのは、自分の身体を支えている抗重力筋がどのあたりについているのかを意識することです。

それぞれの抗重力筋の働きについて簡単にご説明します。

まず、背中の**「脊柱起立筋」**は、頭蓋骨から骨盤にかけてついている大きな筋肉の総称です。その名の通り、脊柱（背骨）を起こし、まっすぐに立てる役割を担っており、背筋を伸ばして姿勢を保ったり、上半身のバランスをとるのに欠かせない筋肉です。

脊柱起立筋が衰えると、姿勢が悪くなり、その歪みから肩こりや腰痛の原因にもなります。猫背の方は脊柱起立筋の衰えが腰痛の原因になっている可能性があります。


背中を覆うようについている逆三角形の**「広背筋」**は、全身の筋肉の中でもっとも広大な面積を持っています。

広背筋が重力に逆らって脊柱を引っ張ってくれているおかげで、背筋を伸ばして上半身のバランスをとることができるのです。

「荷物を持ち上げるのがしんどい」「ビンの蓋が開けられない」そんな方は、「引く筋肉」の主役である広背筋の衰えを疑う必要があるかもしれません。

お腹にある**「腹直筋」**は、いわゆる「腹筋」のことで、胸の下から下腹にかけて左右６つに分かれています。
筋トレブームでよくいわれる「シックスパック」は、この腹直筋のことです。鍛え上げることで皮下脂肪が薄くなり、腹直筋が６つにくっきりと割れて見えるのです。

腹直筋は体幹を曲げたりひねったりする動作に不可欠です。

また、腹圧をコントロールしたり、お腹の中の内臓を保護する役割も担っており、腹式呼吸をしたり、咳をしたり、排便のときに力んだり、嘔吐するときにも腹横筋と共に腹直筋を使います。

腹直筋が衰えると、拮抗する背中の筋肉も衰え、腰痛の原因になります。歩くときにヨタヨタする方は、腹筋の衰えを疑う必要があるかもしれません。

「腸腰筋」は、腰椎（腰の骨）と太ももの付け根を結ぶ複数の筋肉の総称です。

運動能力を高めるのに必須の筋肉なので、短距離走や跳躍が得意な選手などは、腸腰筋が非常に太く発達しているといわれています。重力から身体を守るのに欠かせない筋肉で、背骨や股関節を曲げたりする役割があります。

腰椎のS字型カーブを維持して骨盤を安定させる働きもあるので、腸腰筋が衰えると骨盤が傾いて猫背になりやすくなります。

腰痛の9割は腸腰筋が関係しているといわれ、非常に重要な筋肉といえます。また腸腰筋が衰えると、立ち上がったときや段差があるところで転びやすくなります。

「大臀筋」は、文字通りお尻の表層を覆うように広範囲についている大きな筋肉です。直立した姿勢を保ったり、立ち上がったり、歩行したり、階段を上り下りするなど、日常の基本動作に欠かせません。

普段、お尻の筋肉を意識することはあまりないと思いますが、このお尻の筋肉が衰えると歩幅が狭くなります。「歩いていると、よく若者に追い抜かれる」という方は、大臀筋が衰えている可能性があります。

「大腿四頭筋」は、太ももの大腿骨を囲むようについている４つの筋肉の総称で、ひざ関節を伸ばすのに欠かせません。

大腿四頭筋が衰えると、転倒しやすくなったり、歩行が困難になったりします。「階段の上り下りがしんどい」「ひざが痛い」といった症状がある方は、大腿四頭筋が衰えているかもしれません。

「下腿三頭筋」は、ふくらはぎにある筋肉の総称です。

ヒラメの姿に似ているといわれる「ヒラメ筋」も下腿三頭筋のひとつです。

足首の曲げ伸ばしや、ひざ関節を曲げるのに使われる筋肉で、歩いたりジョギングをしたり、かかとを持ち上げてグーンと背伸びをしたりするときにも欠かせません。

重力に負けず体重をしっかり支えるのにもこの筋肉が役立っています。

下腿三頭筋が衰えると、体重を支えられなくなり、歩行中にひざがガクッとなって転倒する危険性が高まります。

また、下腿三頭筋の衰えによってふくらはぎの血行も滞るので、足がむくんでだるくなりがちです。

「坂道を上るのがしんどい」「夜中に足がつる」などの症状がある方は、この筋力の衰えが原因かもしれません。

このように、普段はあまり意識していなくても、全身の抗重力筋が互いに連動しながら、重力に対して常にバランスをとってくれています。

そのおかげで、私たちは起きたり立ったり歩いたりといった日常動作が自然にできるのです。

郵　便　は　が　き

料金受取人払郵便

豊島局承認

4482

差出有効期間
2025年10月
31日まで

●上記期限まで
切手不要です。

1 7 0 - 8 7 9 0

3 3 3

東京都豊島区高田3-10-11

自由国民社

愛読者カード　係 行

住所	〒□□□-□□□□ 都道府県 市郡(区)			
	アパート・マンション等、名称・部屋番号もお書きください。			
氏名	フリガナ	電話	市外局番 市内局番 番号 ( )	
		年齢	歳	
E-mail				

どちらでお求めいただけましたか？

書店名（　　　　　　　　　　　　　　　　　　　　　　　　　）

インターネット　1．アマゾン　2．楽天　3．bookfan

4．自由国民社ホームページから

5．その他（　　　　　　　　　　　　　　　　　　　　　　　）

ご記入いただいたご住所等の個人情報は、自由国民社からの各種ご案内・連絡・お知らせにのみ利用いたします。いかなる第三者に個人情報を提供することはございません。

『足腰は1分で強くなる! 新装版』を
ご購読いただき、誠にありがとうございました。
下記のアンケートにお答えいただければ幸いです。

●本書を、どのようにしてお知りになりましたか。

□新聞広告で（紙名：　　　　　　　　　新聞）
□書店で実物を見て（書店名：　　　　　　　　　　）
□インターネットで（サイト名：　　　　　　　　　）
□人にすすめられて　□その他（　　　　　　　　　）

●本書購入の動機や決め手（タイトル・表紙・帯のコメントがよかった、など）

●本書のご感想をお聞かせください。

※お客様のコメントを新聞広告等でご紹介してもよろしいですか？
（お名前は掲載いたしません）　□はい　□いいえ

ご協力いただき、誠にありがとうございました。
お客様の個人情報ならびにご意見・ご感想を、
許可なく編集・営業資料以外に使用することはございません。

抗重力筋がないと重心がズレてしまう

「自分の抗重力筋は大丈夫なのかな……？」

心配な方は、**その場でちょっと立ってみてください。**

兵隊さんのようなビシッと力を入れた立ち方ではなく、肩の力を適度に抜き、両足を肩幅ほど開いた自然な立ち方でかまいません。

前後左右に傾かず、自然に立った姿勢を保つことができれば、抗重力筋が機能しているといえます。

「まっすぐに立てない」

「立っていても姿勢を維持できない」

そんな方は抗重力筋が衰えている可能性があります。

抗重力筋が衰えると、基本姿勢の重心軸がズレてしまいます。

第2章でお話ししたように、基本姿勢は立ったときに「後頭部の一番飛び出たところ」「肩甲骨の中間」「脊椎の下の仙骨」にある3つの点を結ぶ重心ラインが、まっすぐ垂直になる姿勢です（71ページ参照）。

これは、重力に対して最も効率的に身体を支えられる理想的な姿勢です。

抗重力筋がしっかり働いていれば、重心ラインに沿った軸をつくることができ、基本姿勢を保つことができます。

もし重心ラインの軸がズレても、抗重力筋がズレを素早く補正してくれます。

前項で5つの抗重力筋の役割についてご説明しましたが、それぞれの抗重力筋が引っ張り合うことによって重心ラインがまっすぐになるのです。

それぞれの抗重力筋が具体的にどのような機能を果たすかご説明します（90ページ参照）。まず立った姿勢からみていきましょう。

重心ラインはくるぶしよりも前を通るので、身体はやや前方に傾きやすくなります。それに対してふくらはぎの抗重力筋である下腿三頭筋が働き、身体が前に傾くのを補正してくれます。

次に、股関節近辺の重心ラインはやや後方を通るので、上半身がやや後ろに傾きやすくなります。これに対してお腹の抗重力筋である腸腰筋が働くことで、後ろに傾くのを補正してくれます。

お尻の抗重力筋である大臀筋も、重心ラインが前後にズレるのを補正する働きがあります。

さらに、脊柱を通る重心線はやや前を通るため、上半身が前に傾きやすくなります。これに対して背中の抗重力筋である脊柱起立筋が働くことで、前に傾くのを補正してくれます。

こうして重心ラインに沿った軸ができ、身体に負担の少ない姿勢が保てるのです。

ちなみに、昔は子どもの姿勢を正すために背中に定規を差し込む親御さんや先生がよくいました。読者のみなさんの中にも、「ああ、私も子どものころは定規を入れられたなあ……」という方がいるのではないでしょうか？

今の時代はさすがに定規で子どもの姿勢を矯正する人はいないと思いますが、重心ラインのズレをただちに補正する抗重力筋は、身体に内蔵された一種の定規といえるかもしれません。

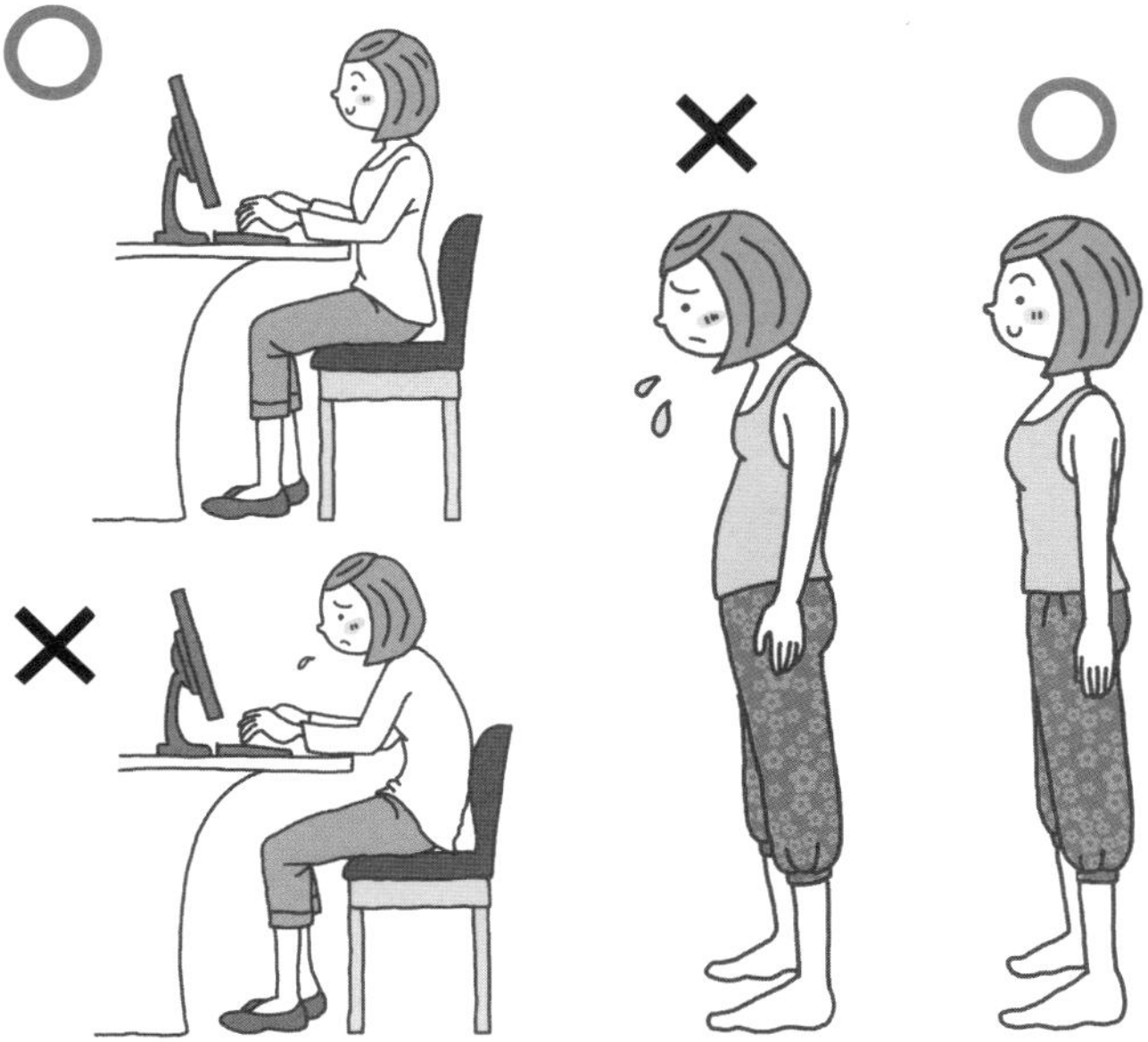

立っているときだけでなく、座っているときも抗重力筋がしっかり働いています。

お腹の抗重力筋である腹直筋が働くことによって腹圧が高まり、座面から重心ラインがまっすぐ垂直になる姿勢を保つことができます。

イスに座ると猫背になって軸がゆがみ、首が前に倒れてしまう人や、背もたれに寄りかからないと姿勢がすぐにくたっと崩れてしまう人は、お腹の抗重力筋がかたまっている可能性大です。

コラム

「正しく座るコツ」は坐骨にあり！

正しい座り方とはなんでしょうか？

日本人にとってなじみ深い「正座」は、耳―肩―股関節（大転子）を結ぶラインがまっすぐになるので非常に理想的です。

ただ、正座には致命的な欠点があります。そう、正座を長時間していると足がしびれることです。

理由は、ひざの中でクッションの役割をする半月板を90度以上曲げると、強いストレスを受けるからです。

正座は首、肩、腰に対しては「正しい座り方」といえるかもしれませんが、ひざに対しては負担が大きくなってしまうのです。

ひざに負担をかけないためには、イスに座りましょう。

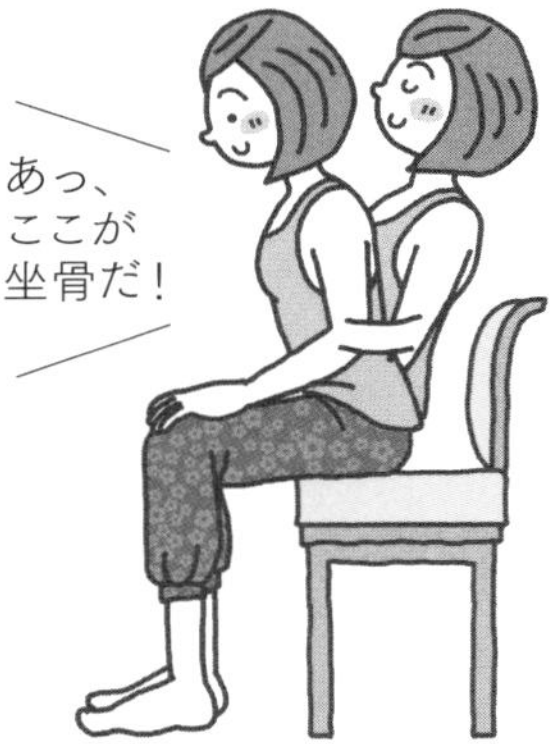

座骨の位置

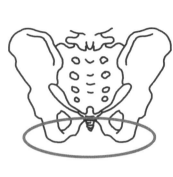

正しいイスの座り方は、文字通り「坐る骨」である坐骨に体重を乗せればよいのです。

坐骨にしっかり体重を乗せれば、抗重力筋が働くので身体の負担が減ります。また、代謝も上がって太りにくくなります。

1　坐骨の探し方

骨盤の先端のとがったところにある坐骨を探しましょう。

後ろに傾いた姿勢からゆっくり身体を起こすと、坐骨の上を過ぎたあたりでスクッと上半身が軽くなります。そ

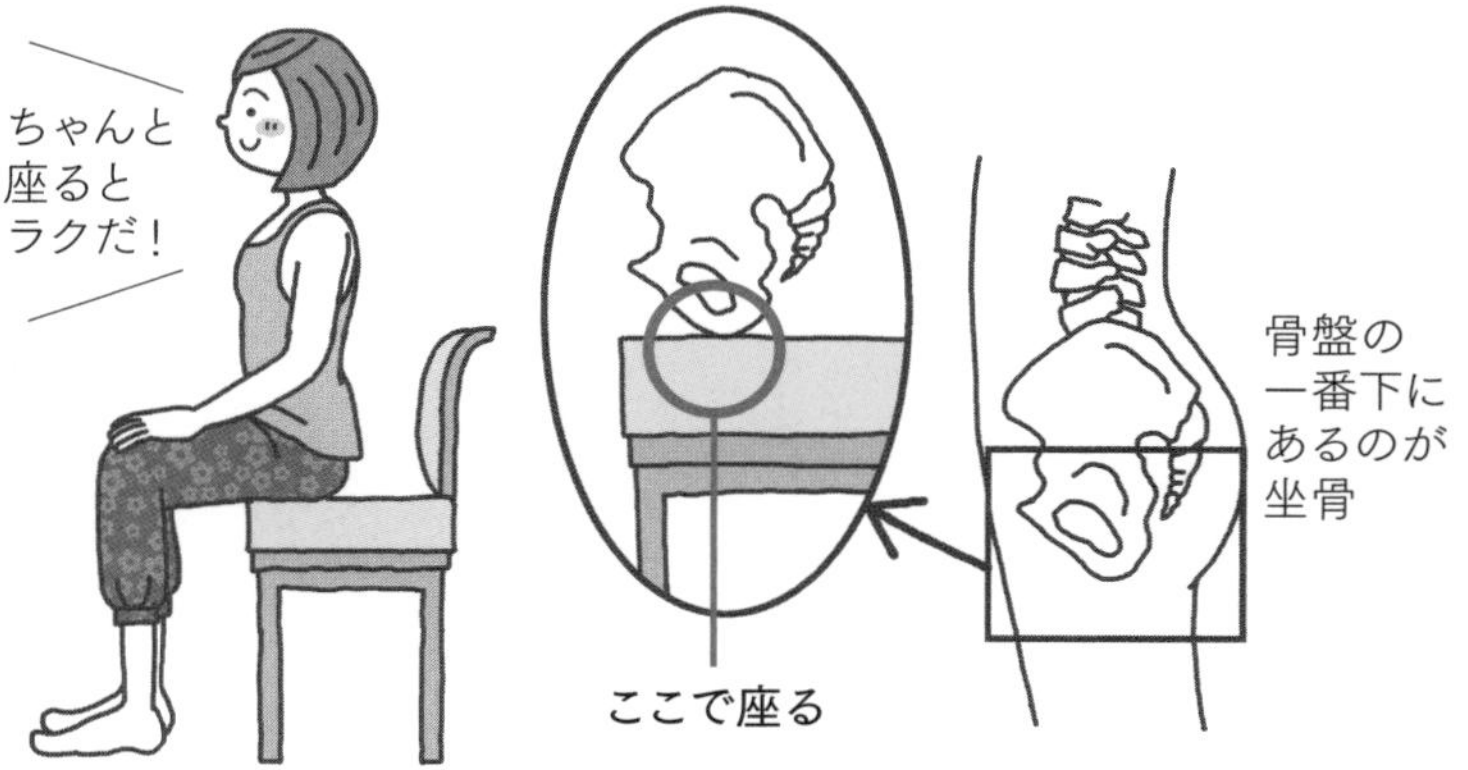
ちゃんと
座ると
ラクだ！
ここで座る
骨盤の
一番下に
あるのが
坐骨

の姿勢が正しい座り方です。

２　座骨を意識して座る

坐骨を意識して座り、上半身の重みが軽く感じる場所を探しましょう。「骨盤を立てる」という感覚を実感できます。

お腹と背中の筋肉を軽く使っている感覚があれば正解です。

※参考文献『Dr.クロワッサン 座り方を変えるだけで、不調は治る！』奥谷まゆみ監修、マガジンハウス

抗重力筋を鍛えれば、万病を防げる！

加齢と共に抗重力筋が衰えると、重心ラインがズレて適切に補正できなくなってしまいます。

重心ラインがズレたまま身体を支えようとすると身体の軸がゆがみ、骨や筋肉をはじめ神経や内臓にも負担がかかってきます。

そのまま放っておけば、肩こりや腰痛をはじめ、冷えや老化、肥満、便秘、食欲不振、尿もれなど、さまざまな不調を招く原因になります。

もし原因不明の不調に悩まされているとしたら、その黒幕の正体は抗重力筋の衰えによる身体の軸のゆがみかもしれません。

幸い、いくつになっても抗重力筋は強化することが可能です。

生まれたばかりの赤ちゃんは、抗重力筋が未発達なので、寝返りも打てません。

しかし、成長とともに抗重力筋が徐々に発達してくると、自分で起き上がってハイハイやヨチヨチ歩きができるようになります。

高齢者も同じように抗重力筋を鍛えることで重心ラインのズレを補正し、さまざまな不調の原因となる身体のゆがみを改善できるのです。

第2章の回復事例でもお話ししましたが、寝たきりの高齢者でも、抗重力筋を鍛える赤ちゃんトレーニングをすることで、衰えていた抗重力筋が徐々に増えて元通り歩けるようになります。

加齢に伴って全身の筋肉が減っても、抗重力筋を鍛えることで歩行障害や転倒などを防ぐことができるのです。

筋力アップ効果1　身体のゆがみがとれて、姿勢がよくなる！

背中の抗重力筋が衰えると、重心ラインの軸がゆがんで猫背になってきます。

すると、レントゲンなどで横からみると本来はなめらかなCの形に湾曲しているはずの首の頸椎《けいつい》がまっすぐになり、**「ストレートネック※」**と呼ばれる状態になります。

それに伴って頭が前に傾き、重い頭を支えるために首の筋肉に負担がかかって頭痛や肩こりの原因になります。

症状が進行すると、首の神経を傷め、頭痛・片頭痛、手足のしびれ、めまいなどを惹き起こすことがあります。厄介なことに薬では改善しません。

おとなの頭は5～7キログラムほどあるので、例えるならボウリングのボウルを首に載せているような負担がかかります。

特に女性は男性より首が細いので、首にかかる負荷もより大きくなります。
※ストレートネック：首の骨は本来、レントゲンで横からみると30～40度の湾曲があるが、姿勢の崩れや頚椎の疲労などによって首の湾曲がストレート＝まっすぐになってしまう状態。ストレートネックは和製英語で、英語圏ではテキストネックと呼ばれている。

さらに、頭だけでなく肩や腕も前に出て「巻き肩」になり、お腹の筋肉がゆるんで、下腹がぽっこり出てきます。また上半身の重心が前に傾くので、歩くときに足を上げにくくなり、ちょっとした段差でもつまずいたり転びやすくなります。

姿勢が悪くなるだけで、まるでドミノ倒しのようにさまざまな不調が連鎖的に起こってくるのです。たかが姿勢、されど姿勢です。

どんなに「姿勢をよくしよう！」と気合を入れてみても、筋肉が衰えていると、姿勢を保つことができません。

悪い姿勢をよくしようと思ったら、まず優先すべきは衰えている抗重力筋を鍛えることです。

それによって重心ラインのゆがんだ軸が補正され、猫背やストレートネック、巻き肩などのゆがみも改善されます。

姿勢が悪くなることで連鎖的に起きていたマイナスの悪循環が、抗重力筋を鍛えることでプラスの好循環に切り替わるのです。

筋力アップ効果２　腰痛、肩、首、手足の痛みやしびれが解消！

抗重力筋が衰えて重心ラインの軸がズレてしまうと、身体のあちこちに負荷がかかり、腰痛や肩こり、手足のしびれ、ひざの痛みなどの不調が出てきます。

私たちが身体を動かすのに必要な全身の筋肉は、タイツを頭からつま先まですっぽりかぶるように、身体全体が薄い膜で覆われています。
この薄い膜を**「筋膜《きんまく》」**といいます。
この筋膜の上を、さらに皮ふが覆っています。

「筋膜」のイメージ

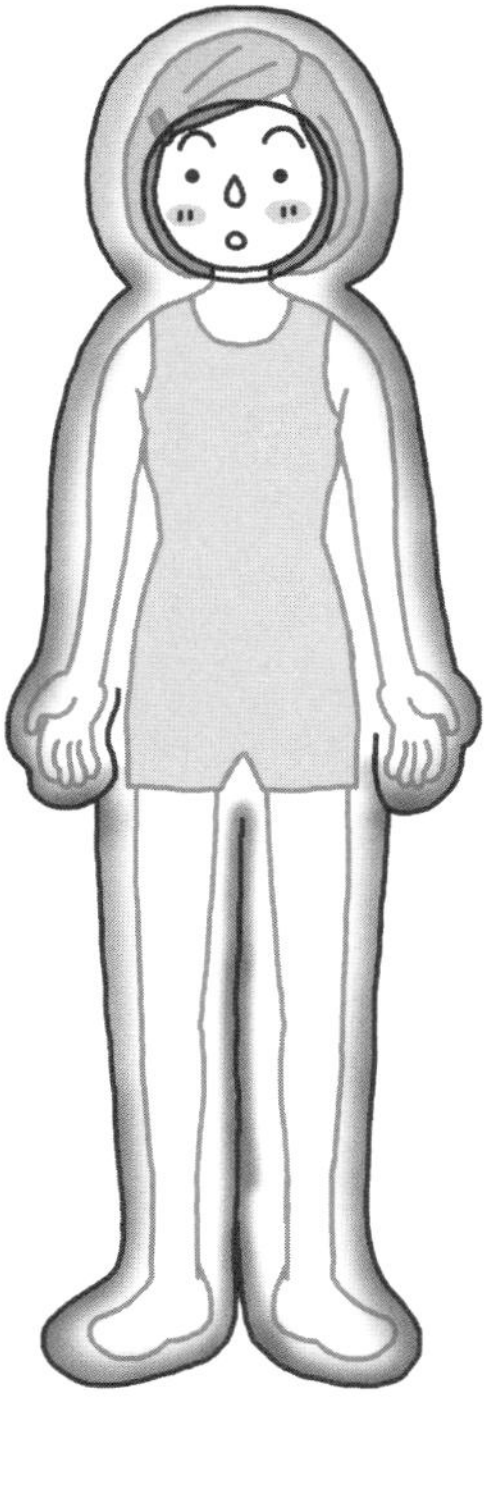

運動不足で筋膜を動かしていないと、皮ふと癒着して、老朽化したゴムのように縮んで硬くなり、皮ふにベッタリと張り付いてしまいます。
そうすると筋膜が突っ張って、筋肉の動きが悪くなって硬くなります。
それによって前かがみになったときなどに、首や肩、腰などの筋膜と筋肉が引っ張られ、痛みの原因になっていることが少なくありません。

痛みやしびれなどの違和感があると、私たちの身体は無意識に違和感のある個所をかばう動きをします。これを「代償動作」といいます。

たとえば痛む腰をかばって足の筋肉に必要以上に力が入ってしまったり、身体のほかの箇所で必死にフォローしてくるのです。

しかし、それによって腰だけでなく足首まで痛くなるなど、**不調のある箇所がさらに増えてしまう**ことになります。

不調が増えれば、日常的な動作にかかる負荷も必要以上に大きくなり、ムダにエネルギーを消耗することになります。

そのため、ちょっと動いただけでもすぐにへとへとになって疲れやすくなります。

また、先述のストレートネックのように姿勢がゆがむことで頸椎の神経が圧迫され、首や肩や手足のしびれが出てくることもあります。

ひどくなると、**「頸《けい》椎《つい》椎《つい》間《かん》板《ばん》ヘルニア」**になり、手先の感覚が鈍って文字を書きにくくなったり、箸が使いにくくなったりします。

ときには足がもつれたり、歩行障害が出ることもあります。

こうしたさまざまな悩ましい問題も、抗重力筋を鍛えることで改善できます。抗重力筋によって重力に最も効果的に働く基本姿勢を保てるようになると、必要最小限の力で身体を支えられるので、ムダな力がかからず疲れにくくなります。身体のゆがみに伴うしつこい痛みやしびれからも解放されます。

筋力アップ効果3　血流がアップして冷え性や高血圧が改善！

抗重力筋をはじめとする筋肉が衰えると、体温が下がります。なぜなら、**体温の約4割は筋肉からつくられる**からです。体温は重力に抗うための熱エネルギー源でもあります。

筋肉を鍛えれば、身体も温まり、血管が拡張して血流がよくなり、高齢者の方に多い慢性的な冷えの改善に役立ちます。

「冷えは万病の元」といわれますが、**体温が1度上がるだけで、免疫力が約5倍も高くなる**という説もあります。血行がよくなって体温が上がれば、免疫力も上がるので、風邪やインフルエンザなどの感染症にもかかりにくくなります。

がん細胞は高体温に弱く、35度台の低体温で最も増殖しやすいといわれています。筋肉を増やして体温を上げることで、がん予防にも役立つといえます。

また、身体が温まると、血液中の中性脂肪やコレステロールなども燃えやすくなり、動脈硬化の原因となる脂質異常症（高脂血症）の予防にもつながります。

さらに、下半身の筋肉は加齢によって最も落ちやすいといわれますが、下半身の筋肉を養うことで血圧を下げる効果も期待できます。

下半身は身体の中でも特に筋肉が集中しているので、下半身を鍛えると心臓から足までの血流がスムーズになり、足のむくみ改善にも役立ちます。

筋力アップ効果４　反射神経がよくなって転倒リスクを回避！

加齢に伴ってちょっとした段差でもつまずきやすくなります。

筋肉の衰えはもちろん、「反射神経」の衰えにも原因があります。

たとえば、道を歩いていて「あっ、段差がある！」と気づいたとします。

その情報が脳に伝わると、脳は「足をこのぐらいの高さまで上げて段差を回避しよう」とイメージします。

すると、そのイメージに従って「どの筋肉を、どの順序で、どのくらい動かすか」という信号が脳から脊髄を経て、筋肉とつながっている末梢神経を通じて末端の運動器官に伝わります。

その信号を受けて、実際に筋肉が収縮して足を動かすことができます。

この一連の流れがどのくらい素早く処理できるかは、反射神経のよしあしによって決まります。

加齢とともに反射神経も衰えますが、筋肉を鍛えることで、いくつになっても反射神経の機能を向上できます。

とっさのとき、ぱっと動ける筋肉と反射神経を養えば、段差で転倒するリスクも抑制できます。

筋力アップ効果5　自律神経のバランスが整ってストレス軽減！

抗重力筋が衰えて重心ラインの軸がズレると、背中が丸くなって肋骨が下がり、深く息を吸い込むことができなくなって呼吸が浅くなりがちです。

「はあ、はあ」という浅い呼吸を続けていると、交感神経が優位になってしまうので、リラックスできずストレスが溜まりやすくなります。

酸素も多く摂り込めないので、慢性的な酸素不足になります。

筋肉も酸欠になり、血流も悪くなって、冷えや肩こりの原因にもなります。

健やかな心身を保つには、活動時に活発になる交感神経と、安静時に活発になる副交感神経がバランスよく働いている必要があります。

交感神経と副交感神経からなる自律神経は、呼吸器、循環器、消化器などの働きを調整するために、24時間働き続けています。

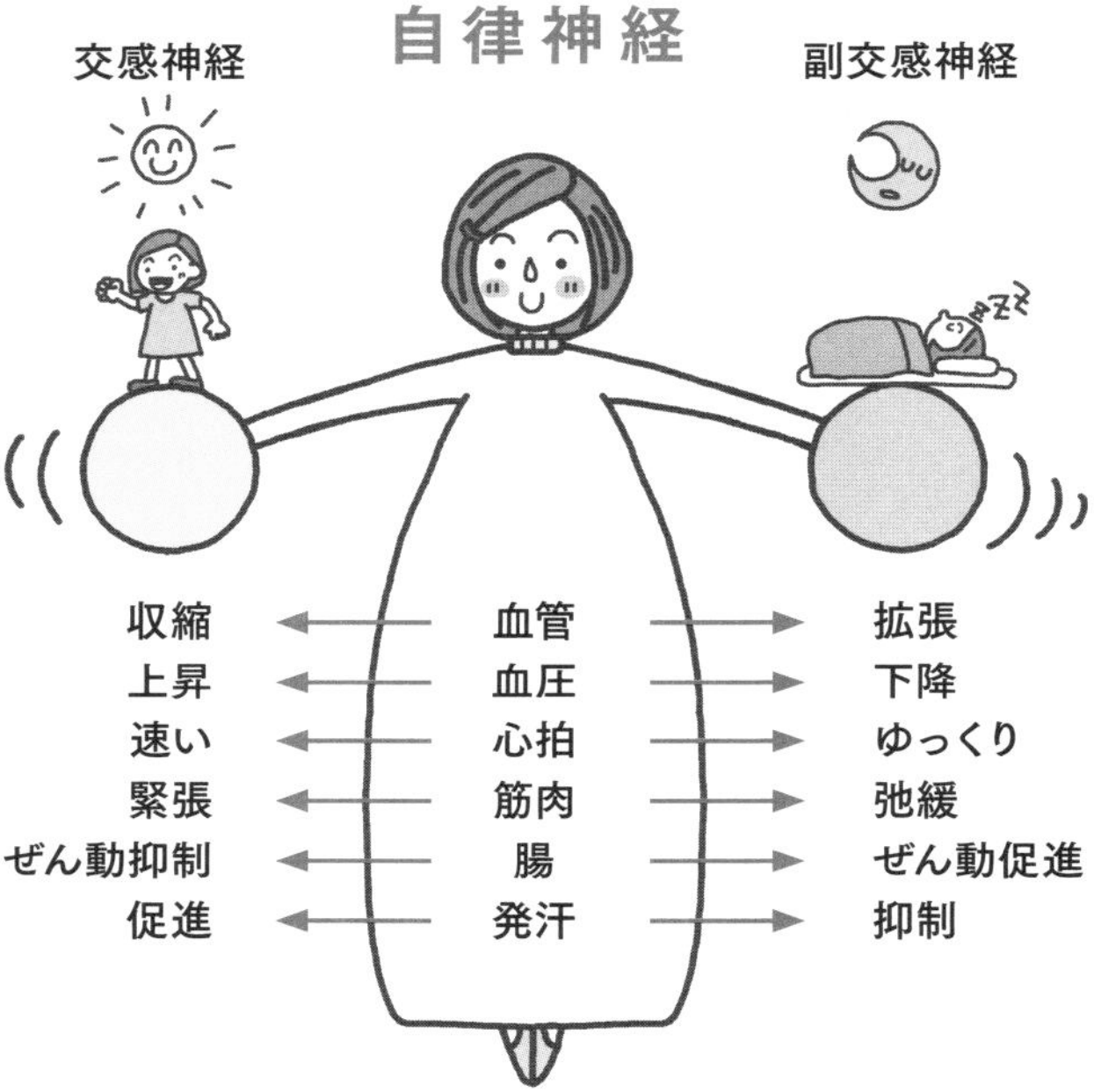

自律神経は自分の意思とは関係なく働きますが、呼吸によって自律神経のバランスを調整することができます。

交感神経が優位な状態から、副交感神経が優位な状態にするには、**深呼吸**が効果的です。

「はーっ」

ストレスが溜まると思わず深いため息がもれるのは、緊張を和らげようとする身体の無意識の動きです。

意識的に深く息を吐けば、自然に息を大きく吸い込めるので、新鮮な酸素をとり入れて心身ともにリフレッシュできます。

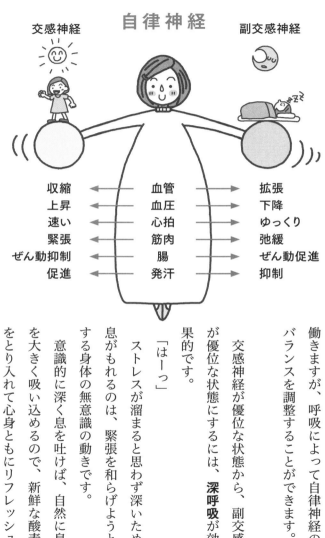

抗重力筋を鍛えることで重心ラインのズレを補正し、肋骨やお腹が圧迫された猫背姿勢を改善すれば、呼吸しやすくなります。

深い呼吸ができるようになると、副交感神経が優位になってリラックスしやすくなり、ストレスも軽減します。


副交感神経は腹式呼吸によってコントロールできるので、**「くろまく元気体操」**の1つ**「風船呼吸」**（135ページ）を行うことによって副交感神経の働きが高まり、自律神経のバランスも整えられます。

お腹まで深く息を吸い込む腹式呼吸を意識的に行うことで腹圧を高めれば、姿勢や体幹も安定します。

筋力アップ効果6　代謝が上がって高齢者肥満が改善！

筋肉量が低下すると、基礎代謝量も落ちます。

呼吸したり、心臓を動かしたり、体温を保つなど、生きていくうえで必要最低限の

体重に表れない「体積」の恐ろしさ

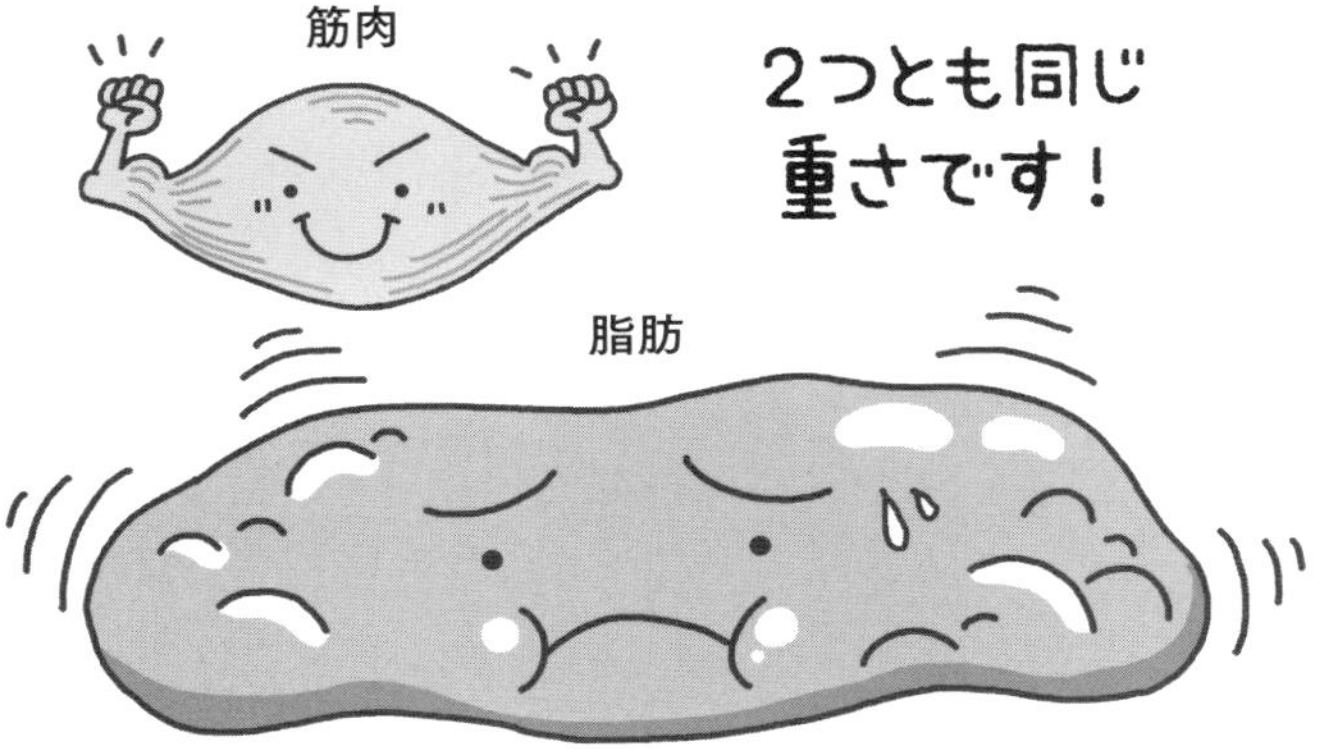

エネルギー量を「基礎代謝」といいます。

筋肉量が多い人のほうが、少ない人よりも基礎代謝がよいので、同じ食事を食べていても太りにくいといえます。

脂肪と筋肉を比較すると、同じ体積なら筋肉のほうが重く、同じ重さなら筋肉のほうが小さいという違いがあります。

つまり、**脂肪が減って筋肉が増えれば、体重が増えても引き締まって見えます。**

また、休んでいるときでも、筋肉は脂肪の3倍のエネルギーを消費します。

だから、脂肪より筋肉が多い人のほうが太りにくいのです。

シュッと筋肉の引き締まったプロスポーツ

選手が、現役を引退すると別人のようにふっくら太ってしまう場合があるのも、筋肉と脂肪の関係をみると明らかですよね。

現役時代のように筋肉を鍛えなくなったことで、筋肉が減って代謝が落ちているからです。

高齢者も加齢で筋肉が減って代謝が落ちると、脂肪がつきやすくなり、肥満になる人が増えてきます。

「齢をとったら少しふっくらしているほうがいい」

という方もいますが、体重が増えると、股関節やひざ関節に大きな負荷がかかるので、腰痛や変形性関節炎などの原因になります。

また、内臓脂肪が増えると、いわゆる**「メタボ（メタボリックシンドローム）」**になり、心臓病や糖尿病、大腸がんなど、さまざまな生活習慣病のリスクも高まることが指摘されています。

しかし、高齢の方がハードな食事制限やダイエットをする必要はありません。

筋肉を鍛えれば、基礎代謝が上がり、自然と肥満になりにくい身体になれます。

重たい皮下脂肪が減って体重が軽くなれば、腰やひざへの負担も軽減します。

筋力アップ効果7 骨が丈夫になって骨粗しょう症予防に！

加齢とともに骨密度が低下すると、骨がもろくなる**「骨粗しょう症」**のリスクが高まります。

高齢者の腰椎や大腿骨の骨密度は、1年間に約1％強減少するといわれています。30代のころの骨密度が100とすると、70代になると約6割に低下するそうです。

骨粗しょう症を予防するためには、カルシウム類の摂取はもちろん、骨に刺激を与える運動が欠かせません。

なぜなら、骨の長軸（軸の長い方向）に対して刺激を与えると、微量の電流が骨に伝わって骨密度がアップするからです。

運動量の多いスポーツ選手の骨密度は、一般の人よりも高いといわれています。

その中でも、水中で競技する水泳選手より、重力の負荷が大きい陸上選手のほうが骨密度が高いそうです。

骨粗しょう症を予防するためには、スクワットのような重力の負荷がかかる運動が効果的です。

筋力アップ効果８　内臓が上がって食欲不振や便秘が解消！

背中の抗重力筋である**脊柱起立筋**は、背骨に沿ってついています。

背骨から伸びている神経は、消化管をはじめとする各内臓につながっています。

そのため、脊柱起立筋が衰えると内臓の機能も衰えます。

脊柱起立筋を鍛えれば、内臓の機能低下を抑えられます。

また、加齢で筋肉が落ちて猫背になると、お腹の筋肉がゆるみ、重力に負けて内臓が下がり、お腹ポッコリ状態になります。

それによって胃や腸が圧迫され、食欲不振になりがちです。

さらに、胃が圧迫されることで、胃酸が食道に逆流して胸焼けを起こす「逆流性食

脊柱起立筋

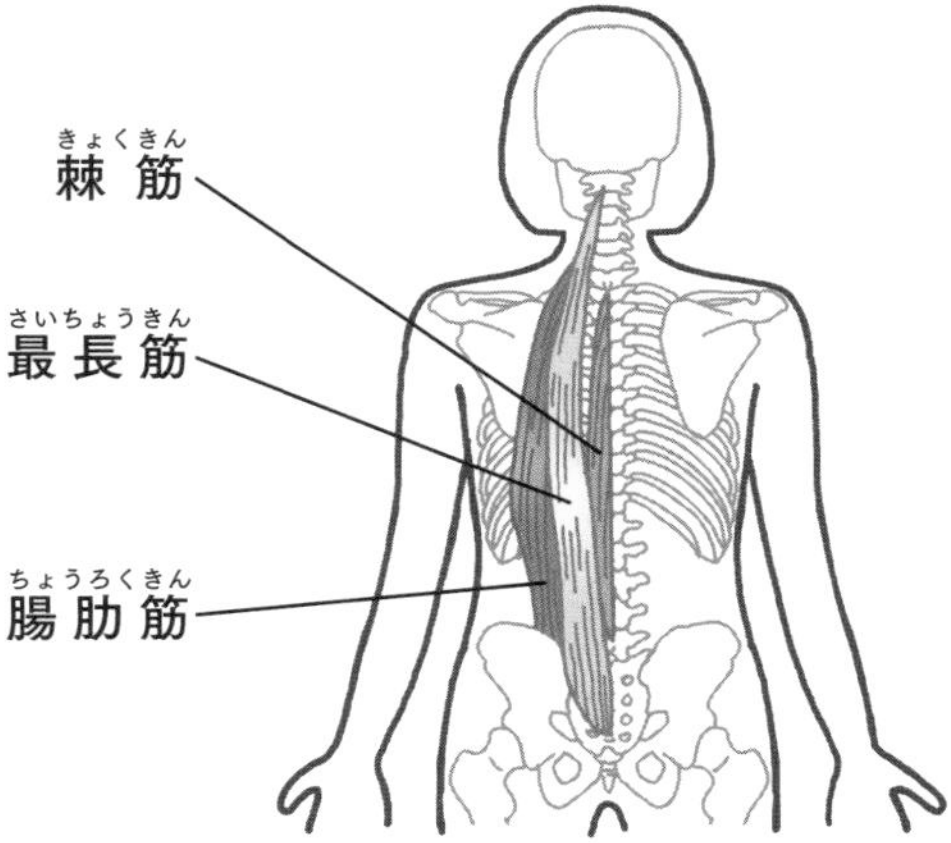

道炎」の一因になる場合もあります。

筋肉が落ちると代謝が落ちて内臓脂肪もつきやすくなり、臓器のすき間に内臓脂肪がたまって腸の動きが悪くなってしまいます。

それによって排便が滞り、便秘にもなりやすくなります。

お腹の抗重力筋である腹直筋や腸腰筋は内臓を保護する役割を担っているので、それらの筋肉を鍛えることで、下がっていた内臓も上がり、食欲不振や便秘が改善できます。

筋力アップ効果9　腹圧性失禁や尿もれ予防にも一役！

筋肉が落ちて姿勢がゆがんでくると、胃腸が圧迫されるだけでなく、膀胱も圧迫され、それによって頻尿になることがあります。

衰えた筋力を鍛えて姿勢のゆがみを正すことで、膀胱への圧迫を軽減できます。

また、筋肉が落ちることで代謝が悪くなって内臓脂肪がつきやすくなり、脂肪に押されて尿道にも圧がかかります。

それによって尿の出が悪くなったり、不快な残尿感に悩まされることもあります。

筋力をアップして代謝を上げ、内臓脂肪を減らすことで、尿道に圧がかかるのを防げます。

また、40歳以上の女性は、咳やくしゃみをしたり、重い荷物を持ち上げたときなどに、お腹に圧力がかかって思わず尿が少しもれてしまう「腹圧性失禁」になることがよくあります。

これは尿道や肛門を締めている**「骨盤底筋《こつばんていきん》」**のゆるみが原因で起こると考えられて

います。

骨盤底筋は骨盤の底部についており、膀胱や子宮などの内臓をハンモックのような状態で支えています。

骨盤底筋群を鍛える体操をすることで、腹圧性失禁も改善することができます。

筋力アップ効果10 筋力が上れば、気力も上向きに！

「もう自分は若くはないんだなあ……」

「今まで当たり前にできたことができなくなるのは悲しいなあ……」

加齢によって筋肉をはじめとする身体の機能の衰えを感じるようになってくると、自信がなくなり、気力も衰えてきます。

しかし、筋力を鍛える体操をすることで、自分の筋肉量の値が実際に上がっていくのを目の当たりにすると、その達成感から気持ちも上向きになります。

「ただ衰えていくばかりじゃないんだ！」

「齢をとっても、やればできるんだ！」

筋力が上れば、今までご説明してきたようなさまざまな不調も改善します。

体調もどんどんよくなって心身ともに活力が蘇ってきます。

しつこい痛みやしびれがなくなり、悩ましい症状から解放されると、ストレスも減って、幸福感も上がります。

見た目も姿勢がシュッとして、血色がよくなり、動作にもキレが出て、明らかに若返ってきます。

「すごく若く見えるね！」

と周囲にほめられれば、ますます気持ちも上がります。

高齢者にとって、筋力アップは心と身体の究極の若返り術なのです。

第４章

簡単＆楽々！
「くろまく元気体操」で
寝たきりにならない
身体を作ろう！

身体に負担をかけずに筋力アップする秘訣

「筋力アップするだけで身体のいろいろな不調を改善できるなら、私も今日から筋力を鍛えよう!」そう意気込んでジョギングを始めたり、ジムで鍛えたりする方もいるかもしれませんね。

身体を動かすことはとてもよいことですし、運動不足で筋肉が衰えていく一方より、少しでも動かすに越したことはありません。

ただ、気をつけなければならないことがあります。

動かし方を間違えると、身体にムリな力がかかってしまい、かえって身体を傷めてしまう場合があるのです。

それを避けるには、身体にムリな負荷をかけず、効率よく身体を動かす方法を心得ておく必要があります。

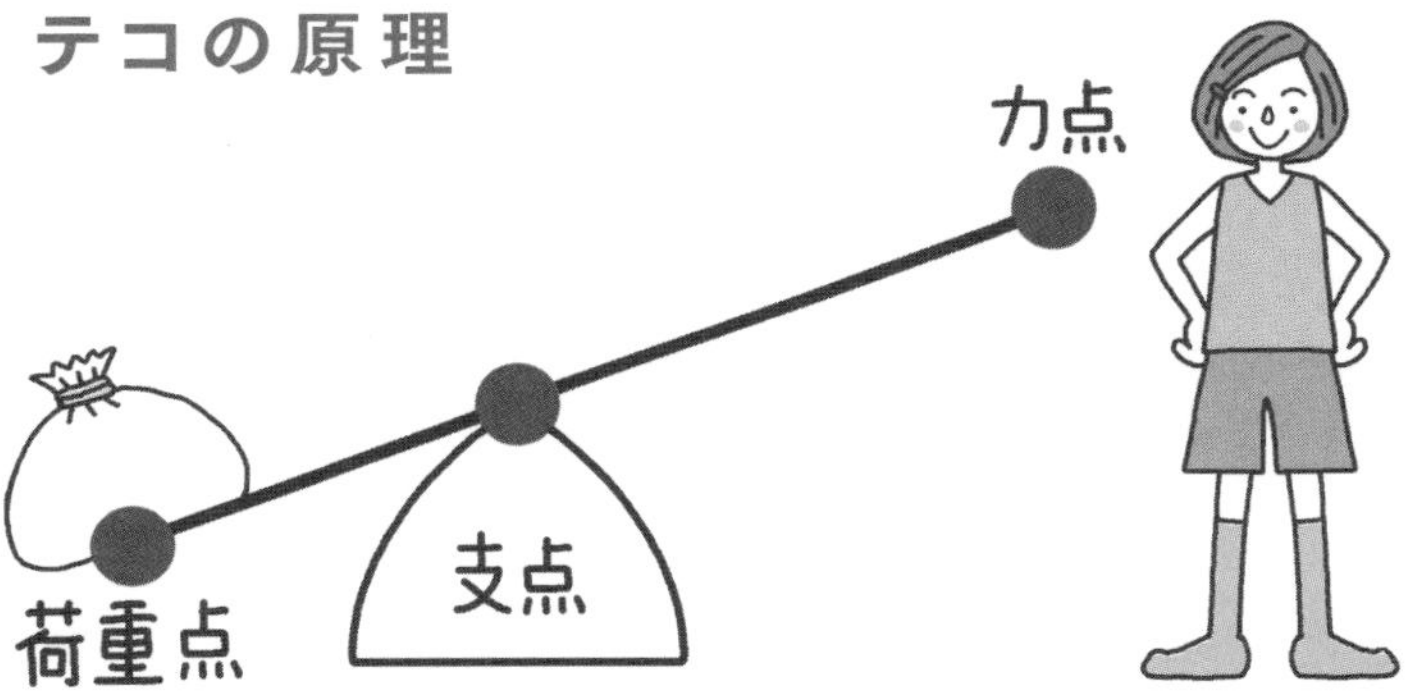

ポイントになるのは、**「テコ（梃子）の原理」**です。

私のような整骨院の治療家が養成学校で最初に習うのも、**「人の身体は３つのテコで動いている」**ということです。

テコの原理は、小学生のときに理科の授業で習ったのでご存知ですよね？

「もう忘れちゃったよ……」という方のために、簡単にご説明します。

テコの原理とは、大きなものを少ない力で動かしたり、小さな運動を大きな運動に変えることです。

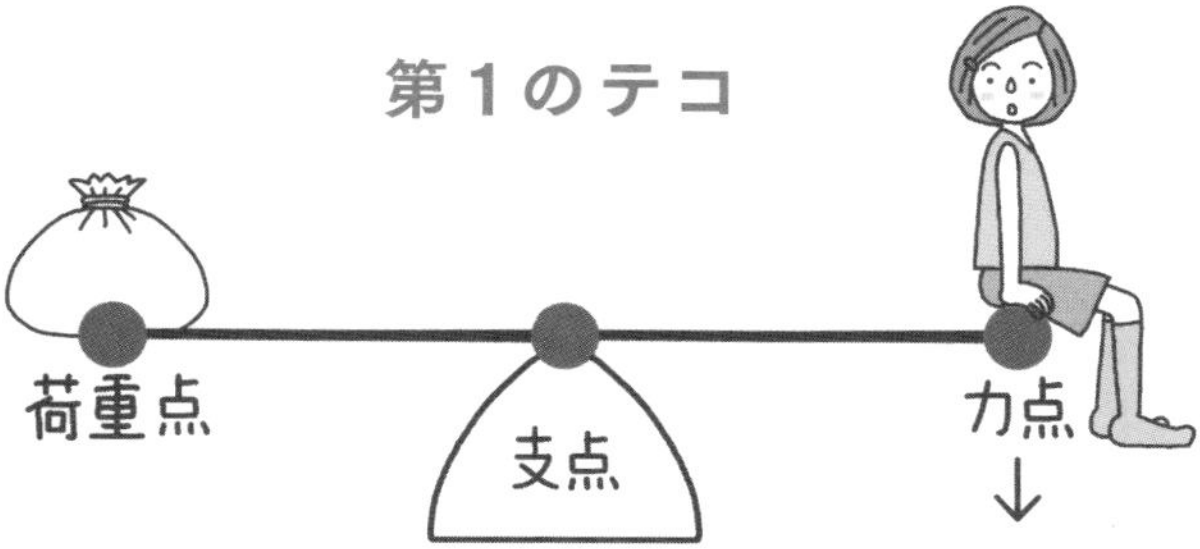

たとえば、おとなと子どもがシーソーに乗ると、子どもでも体重の大きなおとなの身体を軽々と持ち上げて、ギッタンバッタンと遊べますよね。

あれはテコの原理が使われているからです。

あるいは、ペンチで硬い針金を曲げたり、クギ抜きで硬いクギを抜いたりできるのも、テコの原理のおかげです。

硬いビールビンの栓を、栓抜きでシュポッと簡単に抜けるのも、ひげやムダ毛などを、毛抜きで挟んできゅっと簡単に抜けるのも、やはりテコのおかげなのです。

ほかにも、爪切り、自転車のブレーキやペダルなど、日常のさまざまな道具にテコの原理が応用されています。

とても簡単な原理ですが、少ない力で大きな仕事ができるので、非常に効率がよいのです。

テコの原理には、大きく分けて次の3種類あります。

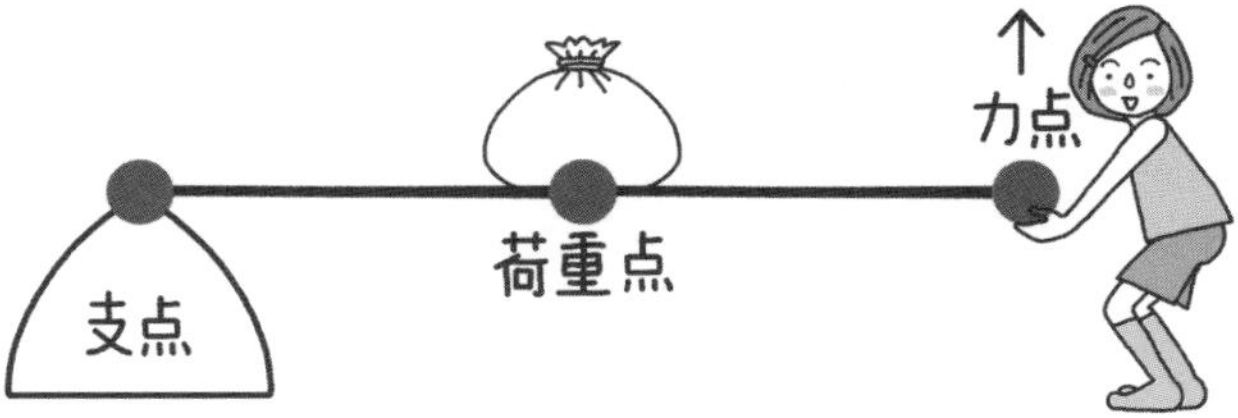

子ども時代の理科の授業を懐かしく思い出すつもりで見てください。

テコの原理の基本となるのは、支点、力点、荷重点（作用点）の3点です。

支点はテコを支える点、力点は力を加える点、荷重点は荷重がかかる点です。

第1のテコは、支点が力点と荷重点の間にあるテコです。「頭を前後に倒す動き」「片足立ち」「肘を伸ばす動き」は、第1のテコの原理を使っています。

第2のテコは、支点と力点の間に荷重点があるテコです。

たとえば大きな岩の下に棒をテコにして差し込むと、ひとりではとても持ち上げられないような岩がゴゴゴと持ち上が

第3のテコ

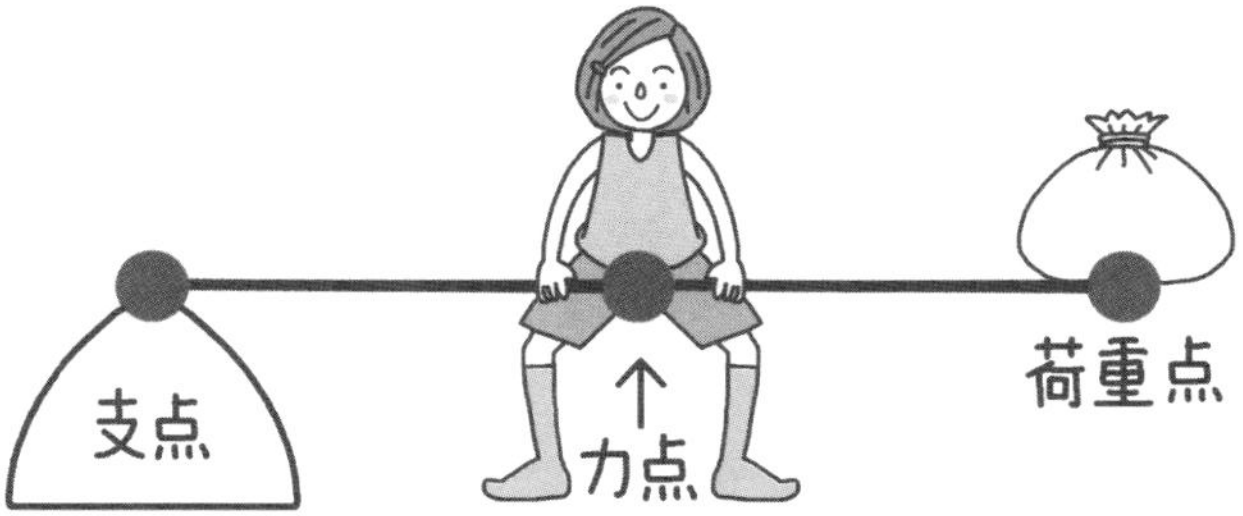

りますよね。

第2のテコは、小さな力で大きなものを動かすのに有効なのです。

「下顎骨の開口運動（あごを開ける動き）」「つま先立ち」に第2のテコが使われています。

第3のテコは、支点と荷重点の間に力点があるテコです。力点に加える力の大きさより、荷重点に出る力が小さくなりますが、小さな動きを早く大きな動きに変えることできます。

「肘を曲げる動き」「肩を横に挙げる動き」「ひざを伸ばす動き」に第3のテコが使われています。

「テコの原理」に従えば効率よく筋力アップ！

人の身体もテコの原理で動いています。

たとえば、「うんうん」と首を上下に動かしてうなずいたり、鳥の鳴き声に思わず空を見上げたりするとき、重たい頭を素早く動かせるのは、首と頭の間の骨と骨に第1のテコの原理が働いているからです。

高いところにあるものを取ろうとしてつま先立ちをして背伸びしたとき、重い体重を小さなつま先だけで支えられるのは、第2のテコの原理によるものです。

小さな子どもの目線に合わせ、ひざを曲げてしゃがんだりするのは、第3のテコの原理の働きです。

本章でご紹介する高子式**「くろまく元気体操」**も、全てテコの動きを応用しています。テコの原理に従った動きと、71ページでご紹介した3点ポジションの基本姿勢を意識することで、ムリな動きをして身体を傷めることもありません。

ハードな運動をしなくても、テコの原理で抗重力筋を効率よく鍛えることができるので、必要以上にエネルギーを消耗せずに済み、毎日気軽に続けられます。

かたくなったゴムはキレやすい!

筋肉をムリなく鍛えるとき、もうひとつ留意すべきポイントがあります。
それは、筋肉の「伸縮性」です。
筋肉は細いゴムひもが束になったような構造の「筋繊維《きんせんい》」という細胞でできています。
筋繊維はゴムのように伸縮性があり、身体の動きに合わせて伸び縮みします。

輪ゴムを想像してみてください。
普通の輪ゴムは、引っ張るとビヨーンと柔軟に伸びますよね。
でも、古びてかたくなった輪ゴムは、引っ張る力に耐えられずブチッと切れてしまいます。

筋肉もゴムと同じです。**加齢や運動不足でかたくなった筋肉は、柔軟に伸びず、ムリに引っ張られると、傷めてしまう危険性があるのです。**

私がジムのトレーナーをしていたとき、マシンに合わせてムリな動きをして、筋肉や関節を傷めてしまう人を度々目にしてきました。

もしお年寄りが筋肉や関節を傷めてしまえば、若いときよりも回復に時間がかかりますし、安静にしている間にさらに筋力が衰えてしまいます。

筋肉や関節を傷めないためには、**「アイソメトリック（等尺性筋収縮運動）」**という運動が有効です。

ちょっと難しい専門用語ですが、名前まで覚える必要はありません。

ただ、筋力アップにはしかるべき科学的理論があり、それに基づいた運動をすることが大切なことを理解していただければ十分です。

簡単に仕組みをご説明すると、アイソメトリックは筋肉を伸び縮みさせずに筋力を使う運動です。

アイソメトリックの例

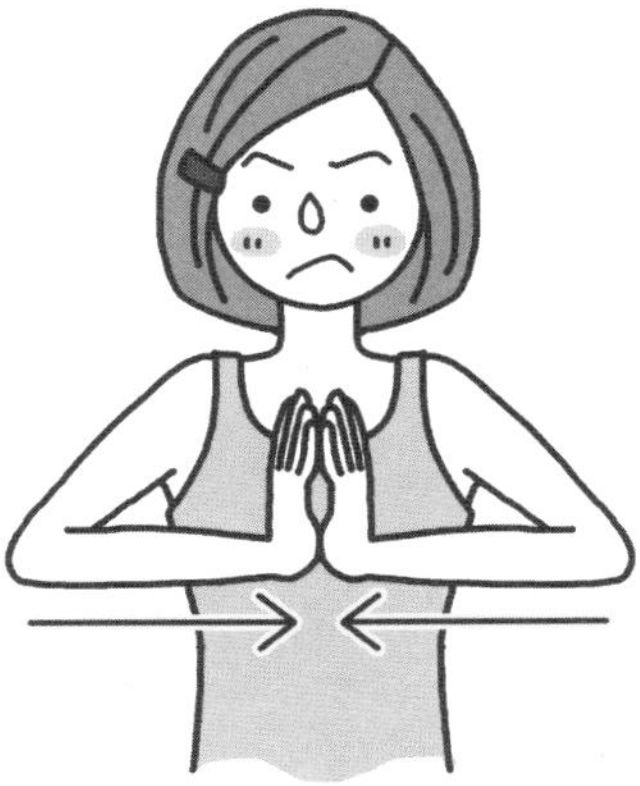

これに対して**「アイソトニック（等張性筋収縮運動）」**は、筋肉を伸び縮みさせて筋力を使う運動です。

つまり、衰えた筋肉をいきなり伸び縮みさせると、かたいゴムが切れるように筋肉や関節を傷める心配があるので、筋肉を伸び縮みさせない運動によって準備体操してから筋肉をゆっくり伸び縮みさせるほうが安全ということです。

高子式「くろまく元気体操」はまさにそんな体操なので、安心して続けられます。

何歳から始めても必ず効果あり！「くろまく元気体操」を始めよう！

さあ、ここからはいよいよ高子式**「くろまく元気体操」**の実践編です。

体操は全部で７パターンあります。

１番目から７番目まで、順番に行うのが理想的です。

なぜなら、１～４までの体操は、５～７の本格的な体操をする前に血行をよくして筋肉をほぐすウォーミングアップの体操だからです。

よく野球やサッカーの試合前に、選手たちが肩や腰をゆっくり回したり、ふくらはぎを伸ばしたりしてストレッチ運動をしていますよね。

普段から鍛えているスポーツ選手でも、筋肉や関節を傷めないように、試合本番前には必ずストレッチを行って筋肉のコンディションをととのえるのが鉄則なのです。

筋肉が衰えている高齢の方も、筋肉や関節を傷めないように、まず１～４の体操を必ずしてください。

体操に特殊な道具は不要です。**普通のタオルが1本**あれば十分です。

1～2の体操は、朝起きたときや、夜寝る前などに、ふとんで寝たまま行えます。寝たきりの方でも少しずつ試してみてください。

3はイスに座ってできる体操です。

ひざなどに痛みがあって、立つことが難しい人でも実践できます。

4～5は立って行う体操です。

自分の体調や足腰の状態と相談しながら行ってください。

それぞれの体操は、「1分」を基準にしていますが、あくまでも目安とお考えください。

個人差があるので、痛みなどを感じる場合はムリは禁物です。

初めから全部うまくできなくても構いません。

慣れてくると、自然にできるようになります。

まず、7つの体操を一通り順番に行ってみましょう。

くろまく元気体操１　風船呼吸

最初は「風船呼吸」から始めます。

これは古い武術の鍛錬法が元になった呼吸法です。

風船呼吸をするだけで、へその下にある丹田《たんでん》が活性化して、身体の軸がしっかりします。

また、乱れた自律神経整えたり、足のむくみを改善するのにも役立ちます。

腰痛などで、ふとんから身を起こすのがつらい人も、風船呼吸をすることで驚くほど起き上がりやすくなります。

ふらふらしてバランスを崩しやすい人にもおすすめです。腹圧が強くなり、バランスを取りやすくなります。

腹式呼吸を基本とした動きですが、少しコツがあるので次の説明に従って行ってください。

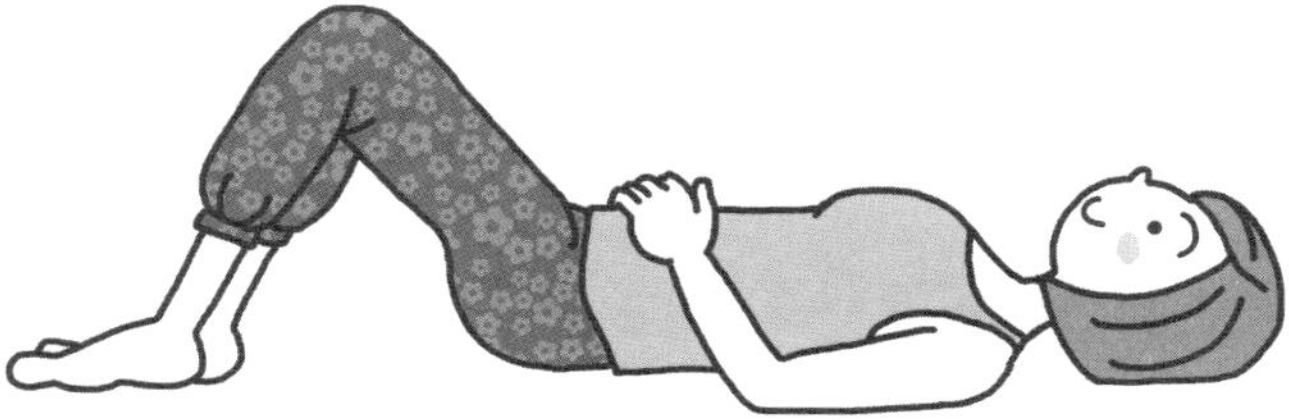

①あお向けに寝て、ひざを立てる

ふとんの上など、でこぼこのないところにあお向けに寝そべり、両ひざをゆっくりと立ててください。ひざを立てるのは、お腹周りを少しゆるめて呼吸しやすくするためです。

※この時、両手をお腹に当てお腹の動きを感じましょう。

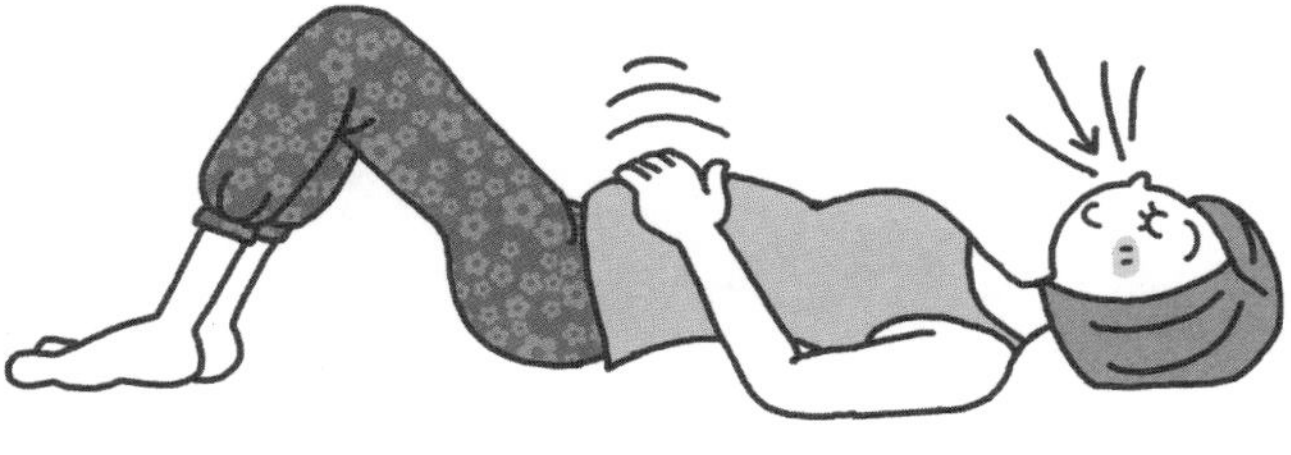

両手をお腹に当ててお腹の膨らみを感じることで、
より腹圧が高まります

②息を吸ってお腹を風船のように膨らませる

３秒間かけて鼻から息を一気にスーッと吸ってお腹を膨らませて下さい。

このとき、胸で吸う胸式呼吸はできる限り行わず、お腹の中の風船をフゥーッと大きく膨らますようなイメージでお腹に空気をしっかり入れましょう。

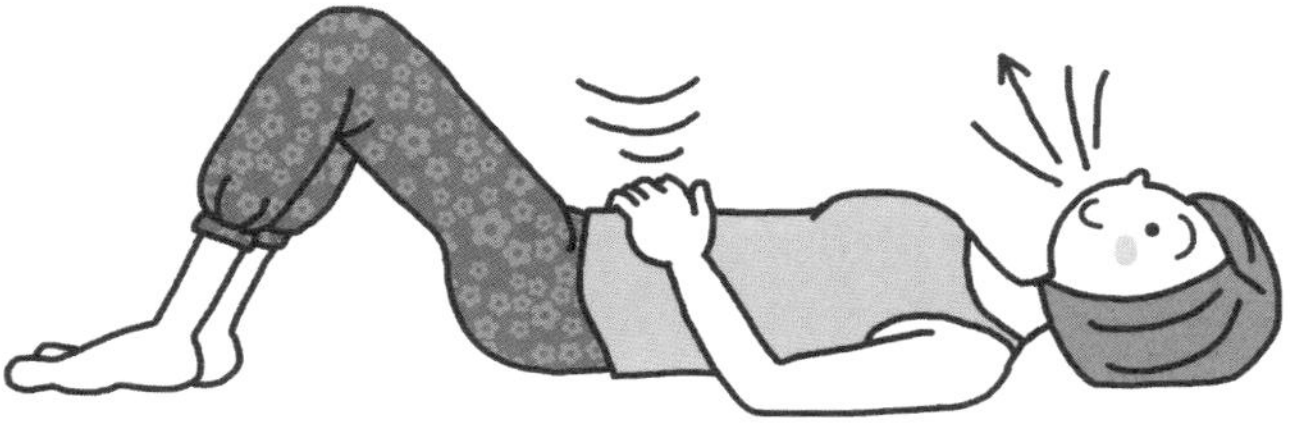

③風船の空気が抜けるように ゆっくり息を吐く

腹圧がグーッと高まるのを感じたら、今度は約10秒間かけて鼻もしくは口から細く長くゆっくりと息を吐いてください。

息を強く吐いてしまいがちですが、膨らませたお腹の風船の空気がシューッと自然に抜けていくようなイメージで行います。

①～③の呼吸を5回（約1分）×1～4セット（約1～5分間）行ってください。

5回（約1分）でも効果は出ますが、20回ほど行うと確実に体感できるので推奨しています。

◯ポイント

・お腹の中の風船を膨らませたり、しぼませたりするようなイメージで腹式呼吸をする。

・風船呼吸の後、お腹に置いた手のひらに「ドクッ、ドクッ」という拍動を感じられたら合格。

◯風船呼吸をする前後にチェック！

風船呼吸は足の疲れやむくみの改善にも効果的な体操です。

風船呼吸をする前と後に、**指でふくらはぎのかたさをチェックしてみてください。**風船呼吸後はふくらはぎが柔らかくなっているのを実感できるはずです。かたさが変わらない場合は、風船呼吸をプラス１〜２分間行ってみてください。

※風船体操は座った姿勢でもできます。お腹が膨らみやすいように背もたれなどに寄りかかって行ってください。

※腹式呼吸がうまくできない人は、**口にストローをくわえて行う**と、息を細く長く吐く練習になります。最初は太いストローで練習してみましょう。

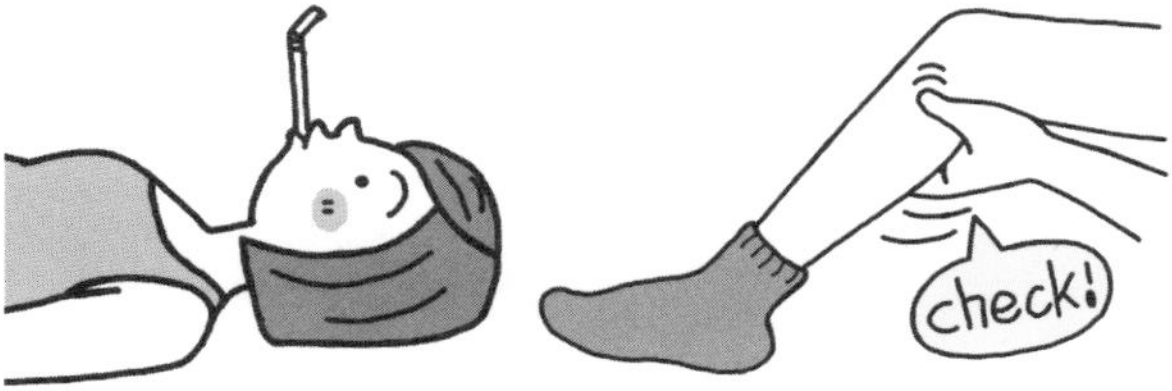

くろまく元気体操2　シェー体操

「シェー体操」は、首、肩、腰、坐骨神経、股関節、ひざなどの痛みを解消するのに幅広く役立つ体操です。「シェー」とは、赤塚不二夫さんのマンガ『おそ松くん』に登場するキャラクター「イヤミ」がビックリしたときの有名な決めゼリフです。イヤミが「シェー」と叫びながらするポーズと、この体操のポーズがよく似ていることから、実際にこの体操を実践していただいている患者さんに命名されました。

「シェー体操」は身体を柔軟にするのに効果的な体操です。

筋肉が衰えて猫背になると、身体の前面の筋膜とその上の皮ふが癒着して硬く萎縮してしまいがちです。それによって、頭と胸をつないで首の動きをサポートする「胸《きょう》鎖《さ》乳《にゅう》突《とつ》筋《きん》」や、背骨と太ももをつなぐ腰回りの腸腰筋などの筋肉も硬く縮こまってしまいます。しかし、この「シェー体操」をすることで、筋膜や筋肉をムリなく伸ばし、縮こまって硬くなった状態から、柔軟な状態にリセットできます。よくつまずく人は「シェー体操」で大腰筋が強くなり、つまずいて転ぶことがなくなります。

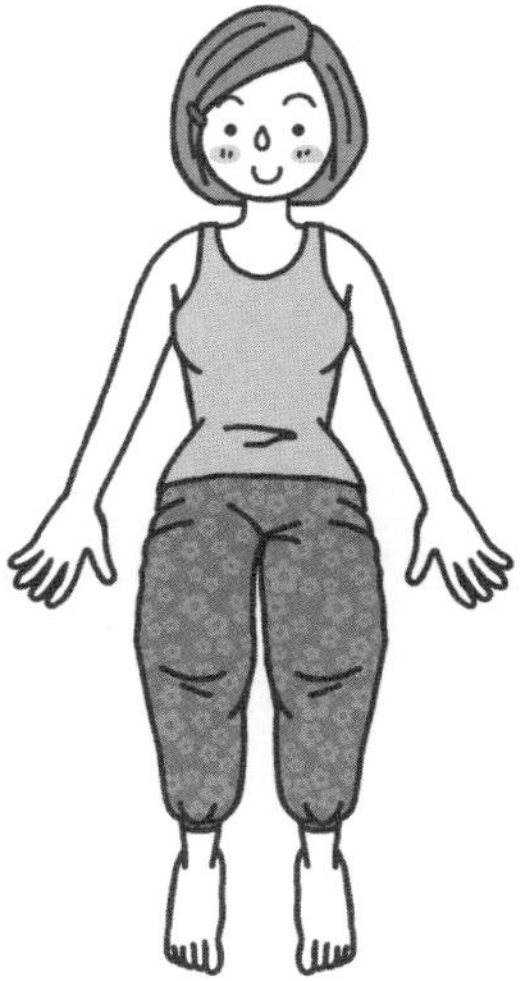

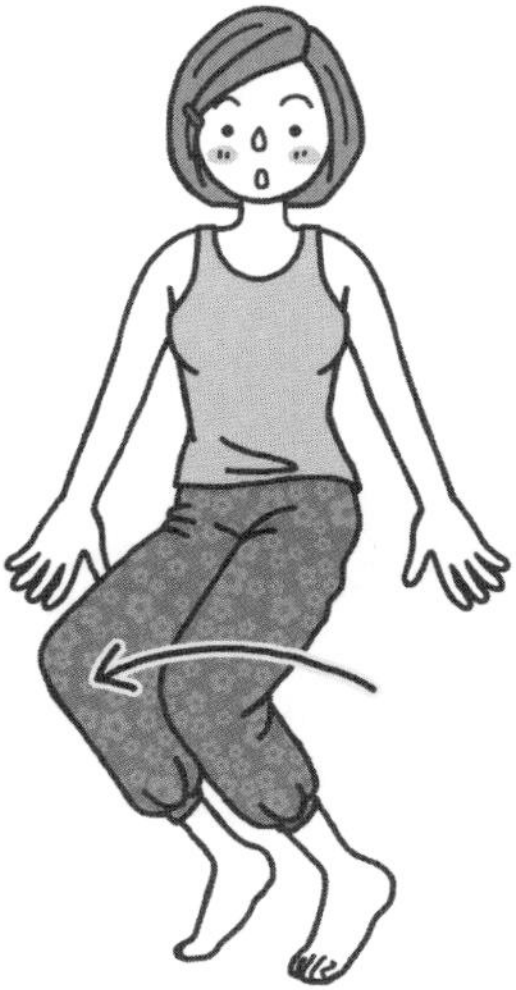

①あお向けに寝て両ひざを立てる

あお向けに寝て、両足を肩幅ぐらいに開いて両ひざを立てます。

左右の手のひらを下に向け、両脇に自然に置きます。

②ひざを倒す

両足を右に倒します。

ゆっくりと鼻から息を吸って、口から吐く腹式呼吸を行います。

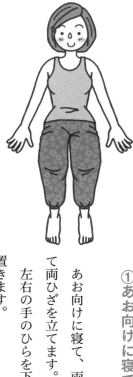

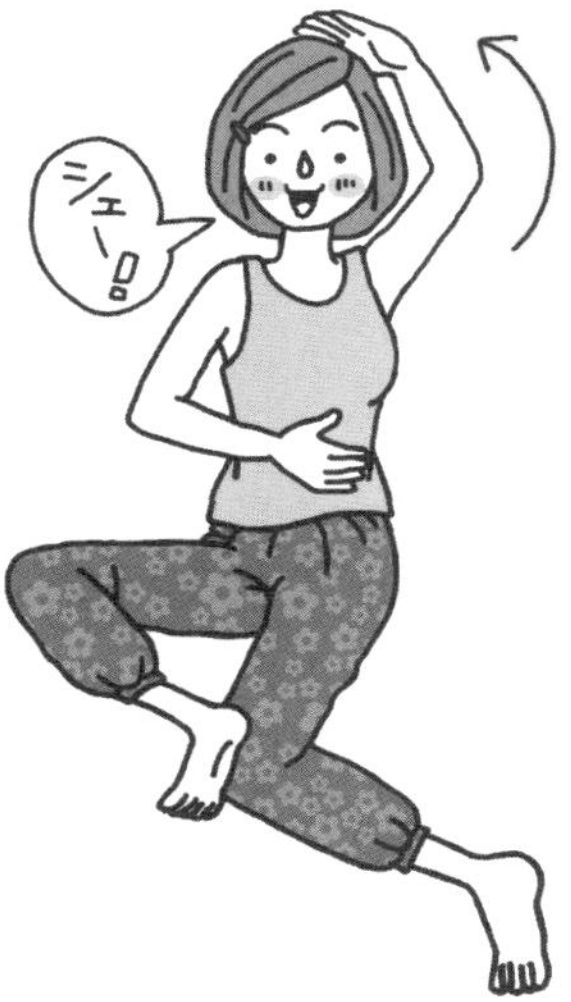

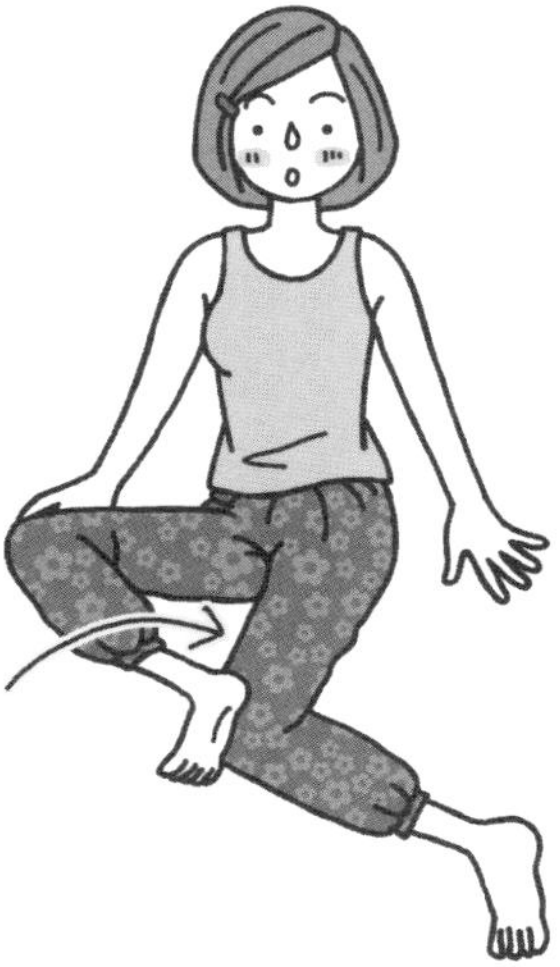

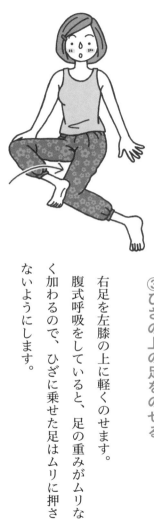

③ひざの上の足をのせる

右足を左膝の上に軽くのせます。腹式呼吸をしていると、足の重みがムリなく加わるので、ひざに乗せた足はムリに押さないようにします。

④腕を上げて脇を伸ばす

左腕を頭の上方に移動し、脇の肋骨ラインを伸ばします。右腕をお腹の上にのせて、「シェー」のポーズをします。腹式呼吸を続けながら、左脇腹からお尻まで伸びているか感じてください。

30秒間このポーズをキープしたら、「シェー体操」の①（141ページ）に戻って反対側も同じように行います。

「左＋右」を1セット（約1分間）として、全3セット行うのが理想的です。

○ポイント

「シェー」のポーズのとき、股関節を中心に脇腹からお尻までしっかり伸ばす！

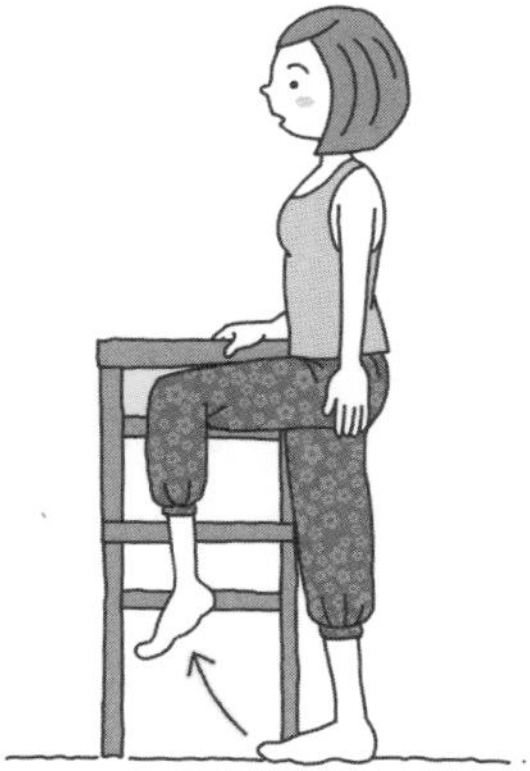

○シェー体操をする前後にチェック

シェー体操をする前に、**立ったまま片足を上げてみてください**。シェー体操をした後、同様に片足を上げたとき、上がりやすくなっていたら合格です。もし変化を感じなければ、プラス1～2セット行いましょう。

※シェー体操中に**腕が上がらなくても、ムリして上げる必要はありません**。腰から太ももの付け根にある腸腰筋がしっかり伸びていれば問題ありません。腸腰筋がしっかり伸びると転倒予防に役立ちます。

くろまく元気体操3　足グーパー

「足グーパー」は、足指でジャンケンの「グー」と「パー」をする体操です。
足裏は常に全体重を支え、地面からの衝撃を吸収しています。
足裏の筋肉が衰えると、身体のバランスを崩しやすくなります。
足指を使うことで、足裏や足の内側の筋肉が鍛えられ、歩行の安定性が高まります。
また、外反母趾や足がつるのを防ぐのにも役立ちます。

「足グーパー」をするとき、足裏にタオルを敷いて、足指だけでタオルをじりじりたぐり寄せてもOKです。
ちなみに、足腰の強さが不可欠なラグビー日本代表選手は、タオルの末端に10〜20キログラムもの重りを置いて足腰を鍛えているようです。

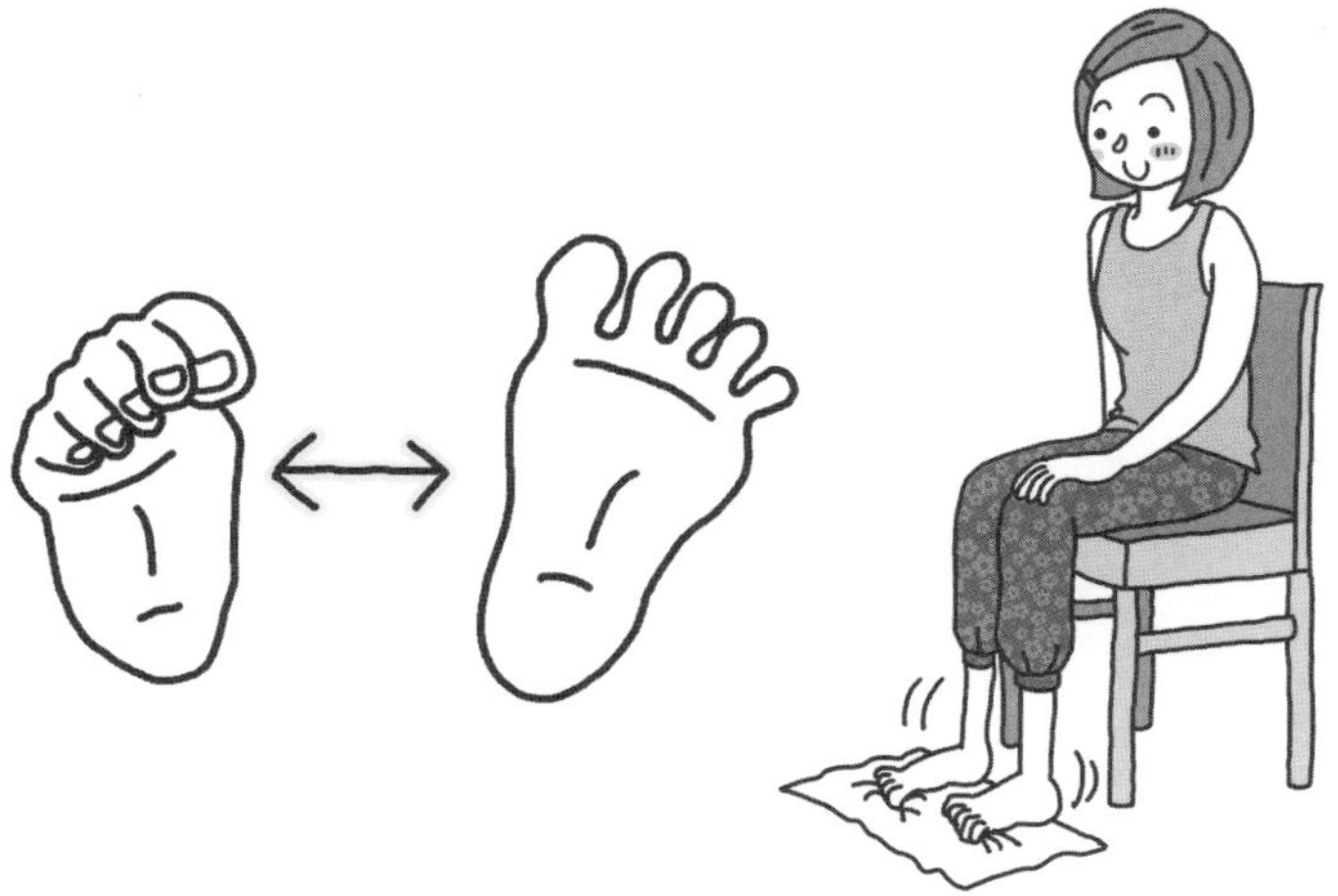

①イスに座って足指で「グー」をつくる

かかとが浮かない高さのイスに座り、かかとを床面に付けたまま、足指の付け根からぎゅっと折り曲げ、ジャンケンの「グー」をつくります。

②足指で「パー」をつくる

イスに座って、かかとを床面につけたまま、足指を全部離してでジャンケンの「パー」をつくります。

「グー」と「パー」の繰り返しをマイペースで１分間続けます。

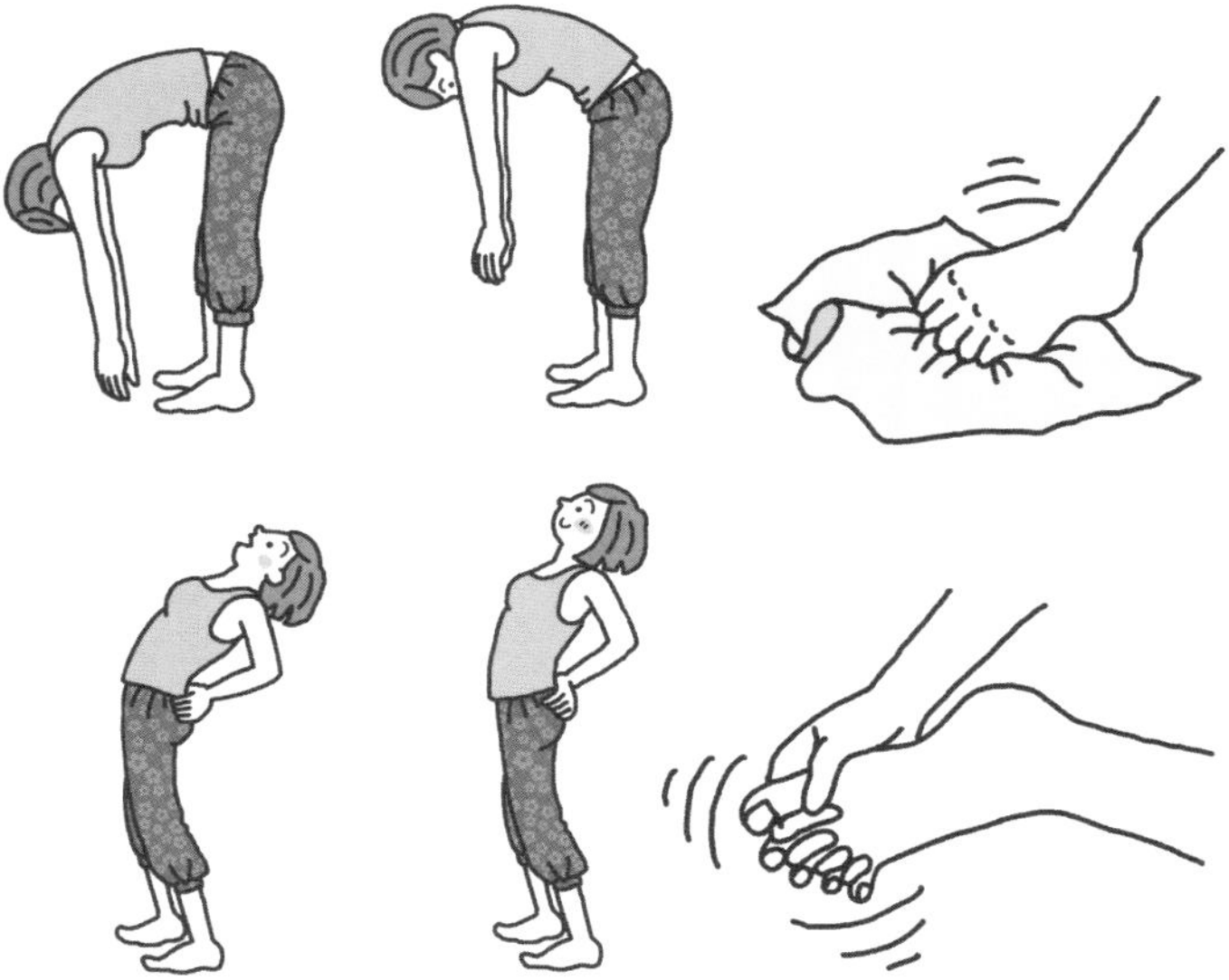

○ポイント

かかとが浮かないようにして、特に親指を意識して足指を動かすと効果的。

足指が使いづらい方は、足指と足指の間にティッシュを挟む。

体操中に足がつりやすい方は、足指の間に手の指を挟んで動かすと、足つり予防に役立ちます。

○グーパー体操の前後にチェック！

「グーパー体操」をする前と後に、上半身を前に折り曲げる「前屈《ぜんくつ》」や、後ろに大きく反らせる「後屈《こうくつ》」をしてみてください。可動域が目に見えて大きくなるのを実感できます。

※可動域の広がり方には個人差があります。

くろまく元気体操４　メトロノーム体操

「メトロノーム体操」は、その名の通り、メトロノーム（音楽のテンポを一定に保つための装置）になったようなイメージで左右に規則正しく動かす体操です。

この体操をすることによって背中全体の筋肉が引き締まり、猫背を改善できます。

さらに肋骨が引き上がって、呼吸をサポートする両脇の下の腹斜筋が鍛えられるので、息を吸ったときに新鮮な酸素をとり込みやすくなります。

肩関節の可動域が広がるため、四十肩などのトラブルも防げます。

上半身に筋肉がつくので、転んだときに顔から落ちてしまうのを避けられます。

メトロノーム体操は、タオルが１本あればいつでもどこでもできます。

フェイスタオルより少し大きめのタオルがあれば理想的です。

タオルをピンと張り、外側に引っ張るように力を入れて身体に引き付けることで、ジムのトレーニングマシンと同じように鍛えることができます。

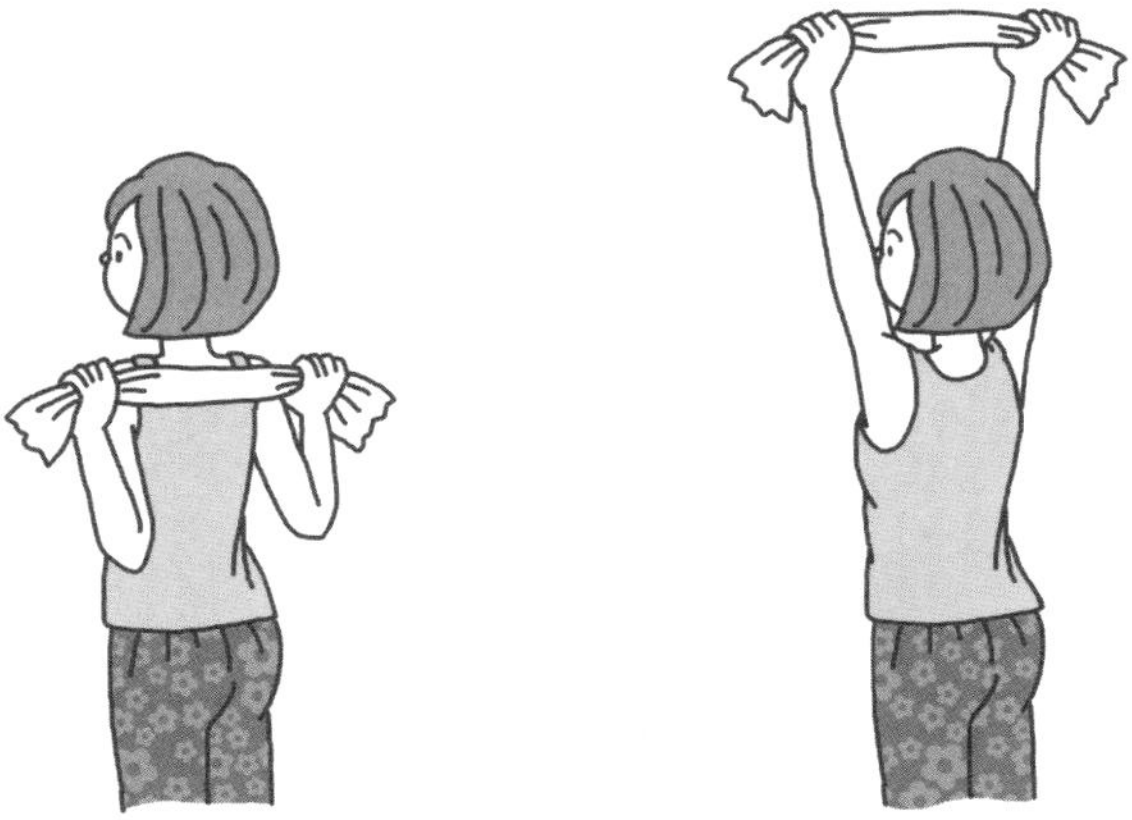

①タオルを持ってバンザイポーズ

肩幅ほど両足を開いて立ち、両手でタオルの端を持ってピンと張り、バンザイします。

肩や手が上がりにくい人は、ムリせず上がる範囲でOKです。

②タオルを張ったまま両ひじを曲げる

タオルがたるまないようにしながら、両ひじを曲げて身体に引き付けます。

肩がかたい方は、耳ぐらいの高さを目安に両ひじを引きつけてください。

あくまでも「気持ちよい」と感じる程度の動きを目

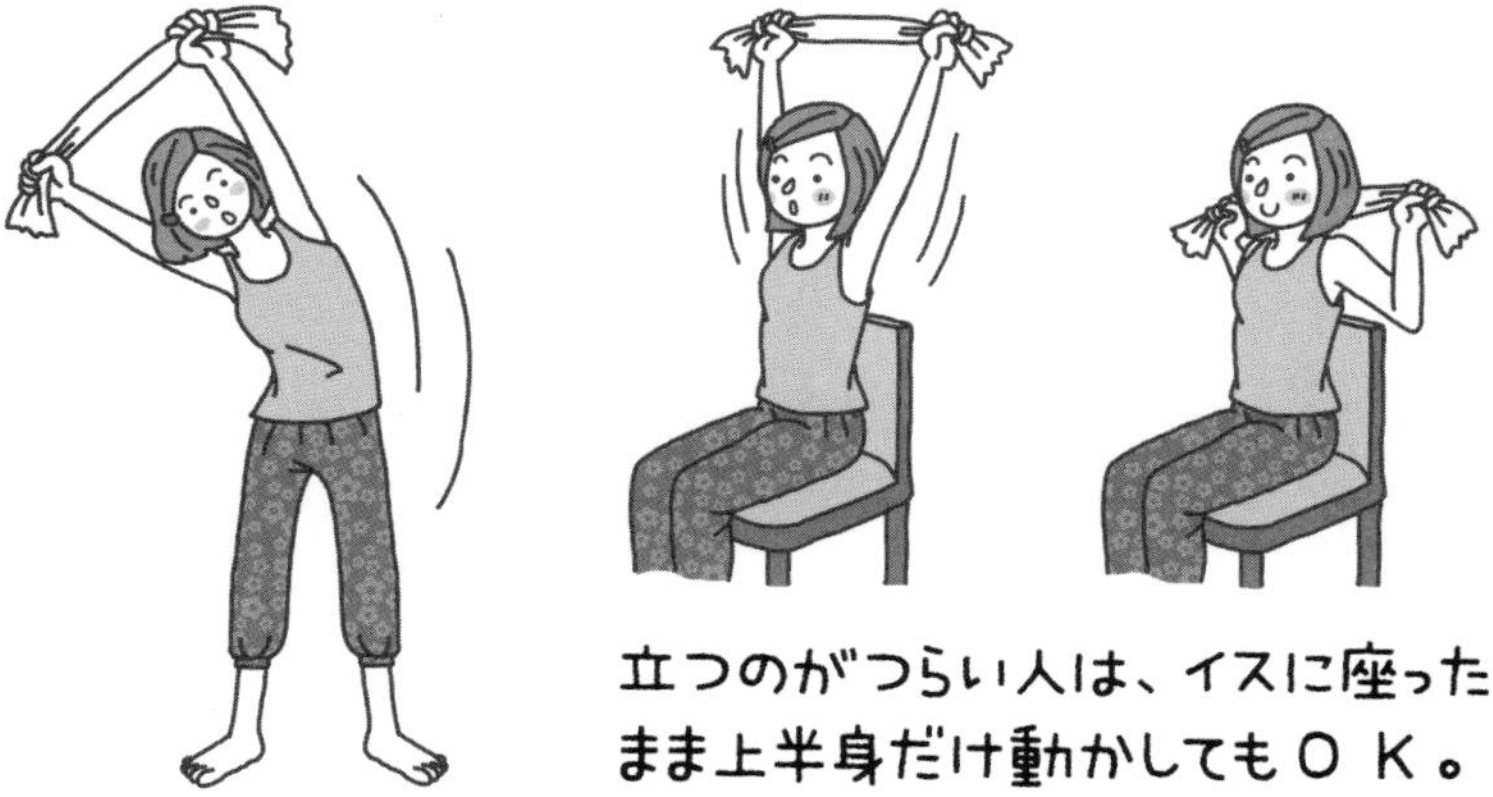

立つのがつらい人は、イスに座ったまま上半身だけ動かしてもＯＫ。

指してください。

この動作を5～10回行います。

③左右交互に上半身をしならせる

タオルを持って万歳したまま、ゆっくりと右に上半身をしならせ、ゆっくり戻ってきたら、今度は左に上半身をしならせます。

ゆるやかなテンポでリズムを刻むメトロノームになった気分で、この動きを1分間続けます。

身体をしならせるとき、タオルがたるまないように注意しましょう。

ムリにしならせるとバランスを崩すので、動く範囲でかまいません。

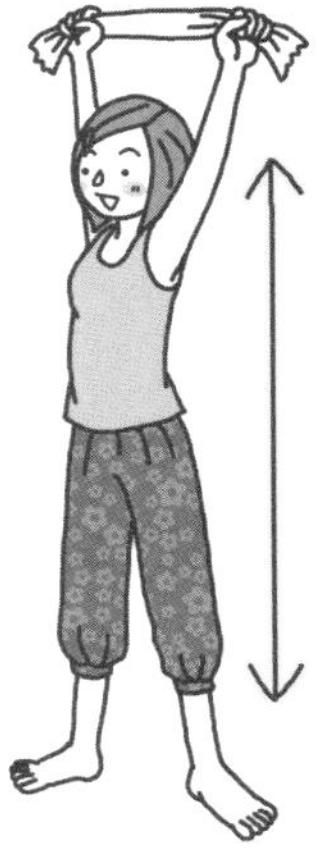

○**ポイント**

タオルがたるまないようにしてゆっくり動く。

身体が前に傾かないように気をつける。

ここまでは筋肉や関節を傷めないようにするための準備体操です。決してムリすることなくできる範囲でかまいませんので、**必ず「くろまく元気体操1〜4」を行ってから、次のステップに進みましょう。**

くろまく元気体操5　どすこいスクワット

「どすこいスクワット」は、お相撲さんの決まり手「突き出し」のポーズに似た動きをとり入れた体操です。加齢で落ちやすい太ももの筋肉を鍛えるのに有効です。

「どすこい！」と声を出して行うと、力強いお相撲さんのように力が湧いてきます。

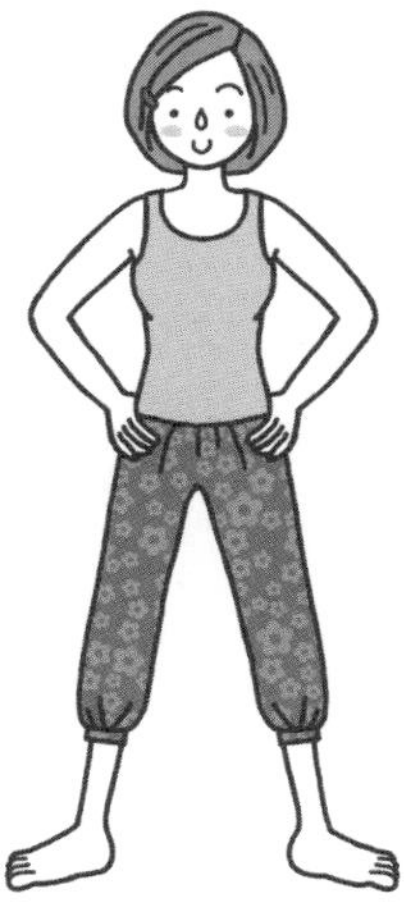

①両足を肩幅分広げて立つ

両足を肩幅分広げて立ち、つま先を外側に約45度広げます。

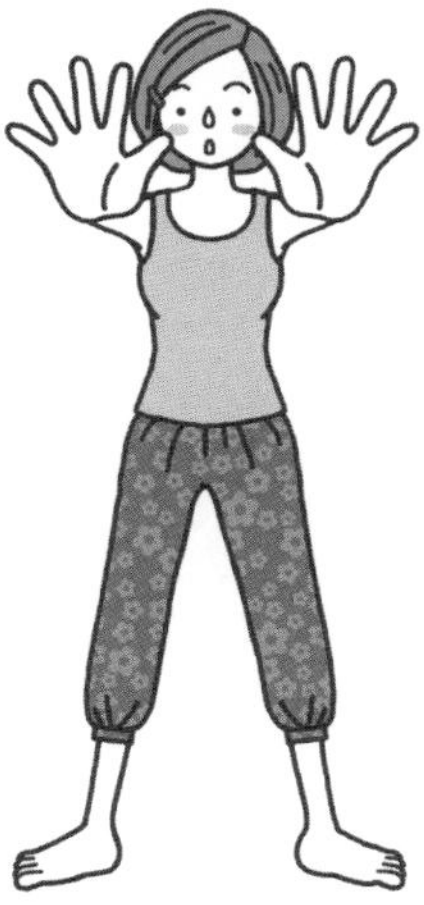

②手を上げて手のひらを前に向ける

手を肩の高さに上げ、手指を広げて手のひらを前に向けます。

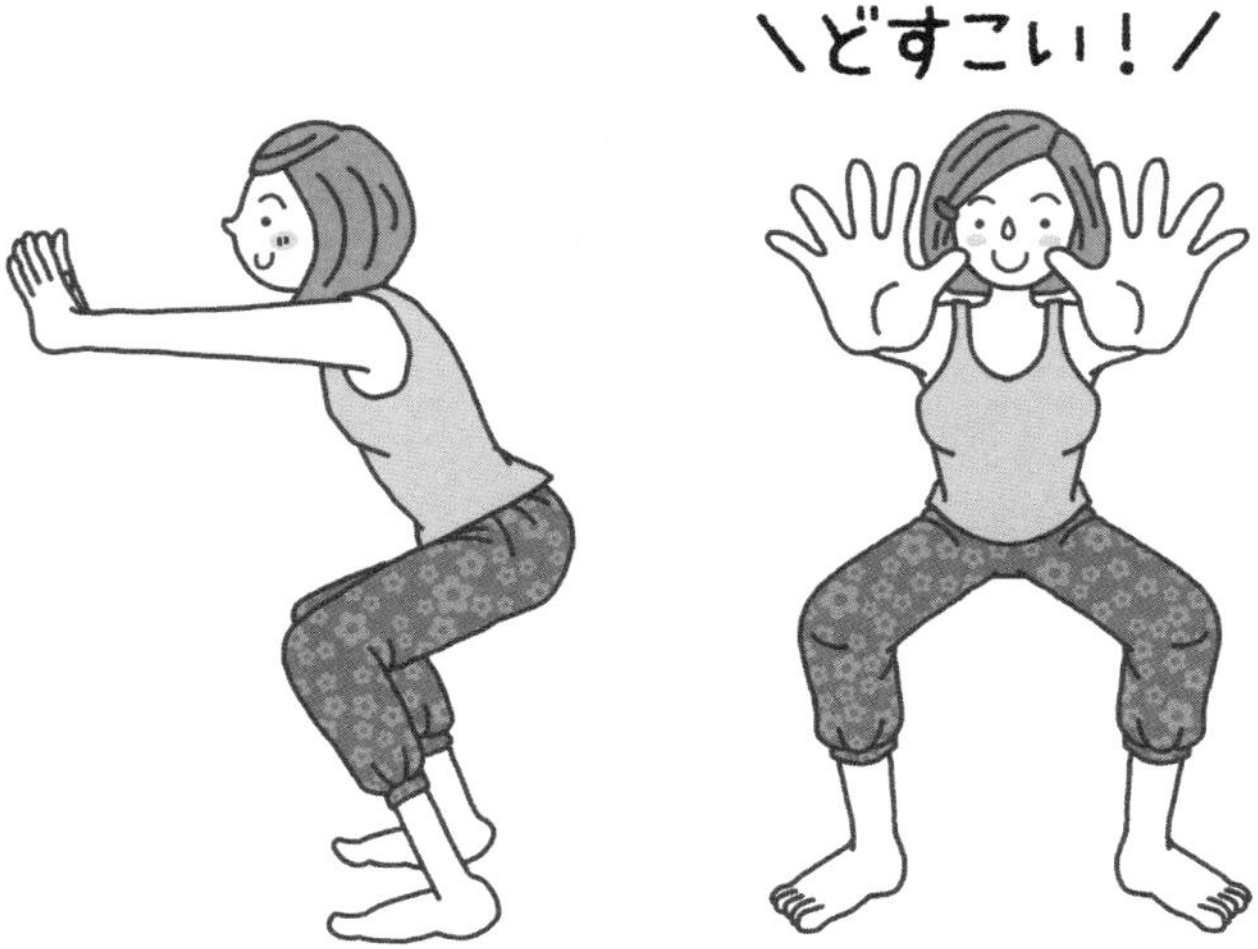

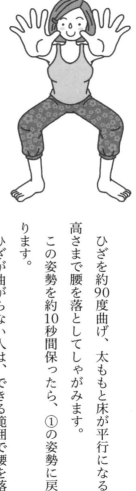

③ひざを約90度曲げてしゃがむ

ひざを約90度曲げ、太ももと床が平行になる高さまで腰を落としてしゃがみます。

この姿勢を約10秒間保ったら、①の姿勢に戻ります。

ひざが曲がらない人は、できる範囲で腰を落としてください。

ひざとつま先の向きが同じになるようにし、ひざがつま先より　前に出ないようにご注意を。

「グーパー体操」を思い出して、足指で床をぐっとつかむようにすると、より効果的です。

①〜③を1セットとして、合計5〜6回繰り返すのが理想的です。

最終的には③のポーズを10秒からはじめて1分間キープするのが理想的です。

太ももがプルプルしてつらい人は、５秒でも10秒でもいいので、少しずつ休みながら合計1分を目指しましょう。

次のようにレベルを徐々に上げていくと、レベル5ができるようになるころには階段の上り下りもぐっと楽になっているはずです。

レベル１　10秒×６回
レベル２　15秒×４回
レベル３　20秒×３回
レベル４　30秒×２回
レベル５　１分×１回

○ポイント

つま先よりひざが前に出ないようにして、足指を軽くグーの形にする。

くろまく元気体操6　バレエ立ち

「バレエ立ち」は、バレリーナの基本ポーズに似た体操です。

バレリーナは抗重力筋を鍛えているので、まるで重力などないかのように軽やかに舞い踊ることができます。

この体操をすれば、ふくらはぎからお尻までの抗重力筋を鍛えることができます。

バレリーナになったつもりで、背筋をスッと伸ばしてチャレンジしてみてください。

①つま先を45度外に向け、太ももにタオルを挟んで立つ

かかとをそろえ、つま先を45度外に向けて開いて立ちます。

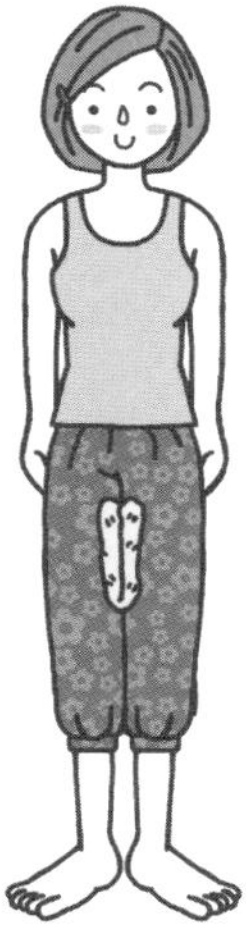

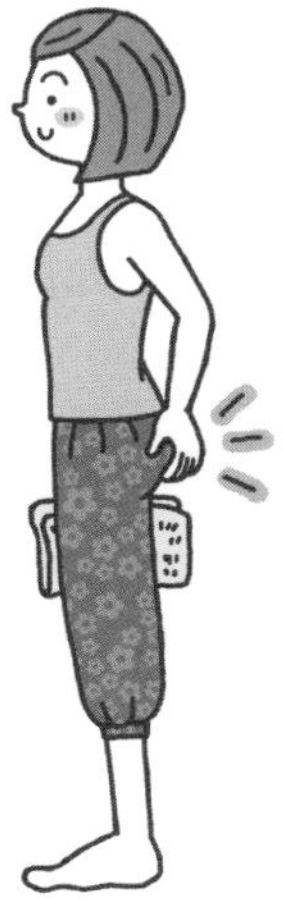

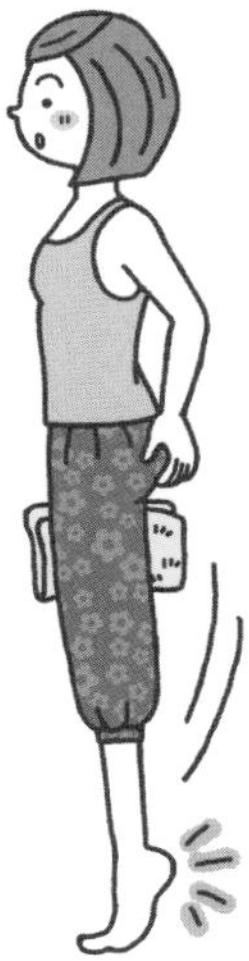

②太ももにタオルをはさんでお尻を触る

手のひらをお尻に当てて、お尻の筋肉「大《だい》臀筋《でんきん》」に力が入っていることを確認してください。

③かかとを浮かしてつま先立ちする

太ももにタオルをはさんだまま、お尻に力が入っているのを感じながらかかとを浮かせます。

バランスを崩しそうになったら、ムリせず手すりなど安定感のあるものにつかまってください。

約10秒間この前傾姿勢を保ったら、①の姿勢に戻り、①〜③を1セットとして、合計5〜6回繰り返しましょう。

ふくらはぎがプルプルしてつらい人や、足がつってしまったりする人は、5秒でも10秒でもいいので、少しずつ休みながら合計1分を目指しましょう。

次のようにレベル徐々に上げていき、最終的に30秒×2回ができるのが理想的です。

レベル1　10秒×6回
レベル2　15秒×4回
レベル3　20秒×3回
レベル4　30秒×2回

○ポイント

タオルが落ちないように太ももに力をぐっと入れることで、身体の軸が安定します。

くろまく元気体操７　バランスウォーク

「歩く」という動きは、「片足立ちの繰り返し」です。それが転ばない足腰をつくるコツです。

本書の冒頭で「片足立ちテスト」（10ページ）にトライしていただいたのを覚えていますか？

筋力が衰えると、片足立ちをするとすぐにバランスを崩してしまいます。

厚生労働省では、加齢で脚力が落ちて歩行困難になるのを防ぐために、片足立ちができる高齢者を増やすことを目標に掲げています。

「バランスウォーク」は、この片足立ちを応用した体操です。

最初はグラグラしてうまくできないかもしれませんが、徐々に慣れてきます。

この体操を続けることで、お尻の中臀筋《ちゅうでんきん》や、腰の大腰筋が鍛えられるので、身体の軸が安定して、転びにくくなります。

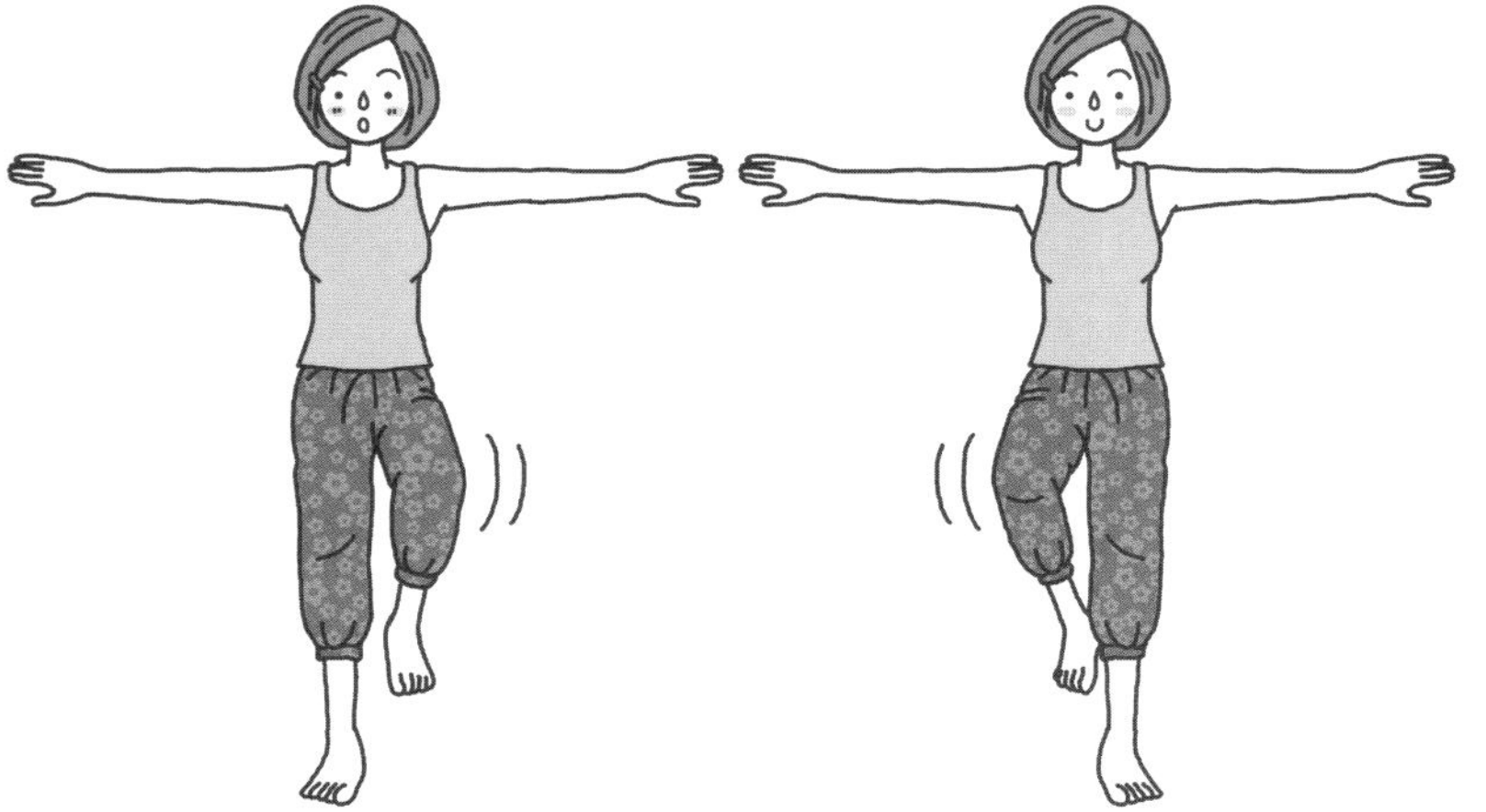

①両手を広げてひざを90度曲げて片足立ち

両手を横に広げ、右足のひざを90度曲げて、太ももと床が平行になるように上げ、左足だけで10秒間片足立ちをします。

グラグラしてしまう人は、まず片足で5秒間静止することを目指してください。

②足を入れ替えて片足立ち

左足も同じように上げて、右足だけで10秒間片足立ちをします。

「左10秒＋右10秒」を1セットとして、3

セット（合計1分間）行います。

片足でしっかり体重を受け止めて、フラフラしないようにバランスをとりましょう。

余裕のある方は、手を頭上で合わせて伸ばすとよりバランス力があがります。

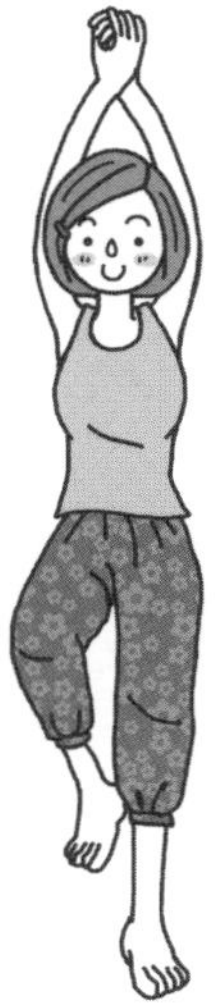

○ポイント

71ページでご紹介した「3つの点」をしっかり意識して行いましょう！

横にズレるとバランスを取るための中臀筋が働かないので、鏡などをみて行いましょう。

不安な方は手すりなどにつかまって行ってもよいです。

「くろまく元気体操」の効果をアップする秘訣

秘訣1　呼吸を止めない！

体操に集中していると、うっかり呼吸を止めてしまうことがあります。

人は1日に1万5000～2万回していますが、浅い呼吸ではなく、深い呼吸をすると、通常の呼吸＋2万回多く呼吸をしたようなリフレッシュ効果があるといわれています。

自律神経は基本的に自分でコントロールできませんが、唯一コントロールする方法がお腹まで深く息を吸って長く吐く腹式呼吸です。

腹式呼吸をするときは、くろまく元気体操1の「風船呼吸」を忘れないようにしましょう。

特に高齢者は、体操中にいきんで呼吸を止めると、血圧が急上昇する可能性があるので気をつけましょう。

秘訣2　体操×食事の相乗効果を狙う！

筋肉を効率よく増やすには、食事の見直しも重要です。

トレーニング指導者の世界では「トレーニング１割、食事９割」といわれるほど筋肉づくりに食事は不可欠です。

運動しても効果を感じない方の多くは、食事に問題があるケースがほとんどです。


筋肉の主成分はたんぱく質なので、たんぱく質を含む食材は欠かせません。

肉類や魚介類、卵、乳製品に含まれる「動物性たんぱく質」と、豆腐などの大豆食品に多く含まれる「植物性たんぱく質」を体重１キログラムあたり２グラムを目安にバランスよく摂るようにしましょう。

もうひとつ大切なのが「酵素」です。

酵素とは、栄養成分を消化・吸収・分解する際に必要な栄養素です。

酵素は血流や代謝アップに欠かせず、筋肉を増やすのに不可欠なのです。しかし、体内で作られる酵素は加齢と共に減少し、60代は20代の約3割しか酵素が作れません。

これを補うためには、食物から酵素を積極的に摂取する必要があります。

酵素は野菜や果物をはじめ、海藻やナッツなどに含まれています。

中でも酵素が多いのが、納豆やチーズなどの発酵食品です。

特にみそは酵素量が群を抜いて多いので、野菜スティックなどのみそ漬けのような食べ方が望ましいでしょう。

酵素は熱に弱いので加熱せずに摂るのがポイントです。

健康食品で酵素を補う方法もありますが、液体の酵素は日本では加熱処理が義務付けられていることを踏まえて選ぶ必要があります。

食物酵素が多く含まれた「世界3大発酵食品」のベスト3は次の通りです。

1位　みそ（日本）

2位　テンペ（インドネシアの伝統食品）

3位　納豆（日本）

日本は世界一の「発酵食品大国」なのです。

酵素を意識した食事を心がければ、筋肉がついて元気モリモリになれます！

秘訣3　筋膜リリースで動きやすいカラダにしておく

第3章（106ページ）でもお話ししましたが、筋肉は「筋膜」という薄い組織膜に包み込まれています。

筋膜はウェットスーツのように身体全体に張り巡らされ、表層から深層まで立体的に包み込むため、組織を支える「第二の骨格」ともいわれています。

筋膜は柔らかい組織なので、委縮したり、からまって癒着しやすい性質があります。

この筋膜の委縮や癒着がときにコリや痛みを引き起し、筋肉の柔軟性を失う原因になります。

その状態で運動すると、転倒やケガなどにつながってしまいます。

「くろまく元気体操」には、筋膜を自然に伸ばせる動きが組み込まれています。

もし体操をして痛みを感じる場合は、「かっさ」（古代中国から伝わる民間療法を元にした道具）などを使って、かたくなった筋膜を自分ではがすイメージで軽くこすることをおすすめします。

秘訣4 「スーパーマンポーズ」で常にやる気満々に！

高齢者の運動が続かない理由の中で多いのが「億劫」「やる気が出ない」などの精神的な問題です。そんな方のためにとっておきの方法を教えましょう。

両足を大きく開いて両手を腰に当て、胸を張って仁王立ちしてみてください。

――そう、いわゆる「スーパーマンポーズ」です。

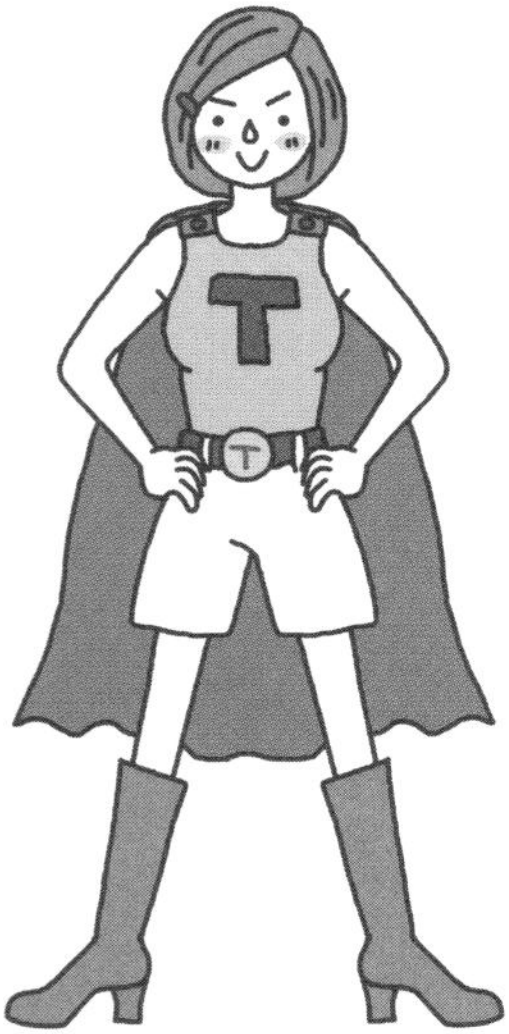

ハーバード大学の研究によると、スーパーマンポーズを2分間行うと脳機能が高まってやる気がアップするそうです。

スーパーマンポーズをとることで「テストステロン」という健康な身体を維持するのに必要なホルモンが増加します。

その結果、やる気を引き出す神経伝達物質「ドーパミン」が分泌されて精神が活発化し、意欲が高まるというのです。

また、テストステロンはネガティブな感情を押さえてポジティブな気分を引き出す働きがあるため、うつ病の予防と改善に効果があるとされています。

さらに、テストステロンが細胞内のエネルギー工場といわれる「ミトコンドリア」をサポートすることで、加齢による心身の衰えを遅らせるアンチエイジング効果もあるといいます。

やる気が出ないときは、ぜひスーパーマンポーズをしてみてください！

第5章

やっぱり
筋肉は裏切らない！
健康と幸せを
貯金！

寝ながら、テレビを見ながら、しゃべりながらの「ながら体操」でOK！

「この体操なら、毎日続けられるかもしれない！」

「くろまく元気体操」に実際にチャレンジしてみて、そんな感想を持っていただけたら、うれしい限りです。

体操を厳しい顔でがんばってやる必要はありません。

なぜなら、それでは続かないからです。

日常生活の中で、何かしながらの「ながら感覚」で気楽にやってください。

一番大切なことは、継続することです！

例えばこんな感じで「くろまく元気体操」を日常生活の中に取り入れみてはどうでしょう？

朝、ふとんに寝転がったまま、「風船呼吸」を行ってみましょう。

すると腹圧が高まって、自律神経のバランスが整い、快適な一日を送れるようになるかもしれません。

かわいいお孫さんたちと一緒に、「シェー！」と元気に声を出しながら、「シェー体操」をしても楽しそうです。

気が付くと、歩くときに足が上がりやすくなっているかもしれません。

テレビを見ながら「グーパー体操」をして足指を動かしていると、立ち上がるときにフラつかなくなるかもしれません。

読書の合間に伸びをしたついでに、「メトロノーム体操」をしてもいいでしょう。

身体を動かすと、脳の血流がアップして、集中力が高まるともいわれるので、机に向かったまま本を読むより理解が深まるかもしれません。

お相撲の白熱した実況中継を見ながら、「どすこいスクワット」をしてもいいでしょう。

気づいたら横綱のような安定感のある足腰になっているかもしれません。

テレビコマーシャルの間やお湯を沸かすまでの時間などに、手すりなどに掴まって「バレエ立ち」をしてもいいでしょう。

気づいたら坂道や階段もラクに昇れるようになっているかもしれません。

外出できない日に、窓の外を眺めながらゆっくり「バランスウォーク」をすれば、気晴らしになってリフレッシュに役立ちます。

その結果、歩くときにフラつかないバランス感覚を取り戻せるかもしれません。

慣れてくると、日常のなんでもない「すき間時間」を利用して、「くろまく元気体操」をするのがだんだん日課になってきます。

体操を繰り返していると、自分の身体が勝手に覚えてくれるので、考えなくてもできるようになります。

「くろまく元気体操」を普段の生活の一部にしてしまえば、呼吸をするような感覚で、自然に筋力アップできます。

ちなみに、英国のユニバーシティ・カレッジ・ロンドンで行われた調査では、96人の被験者にジョギングや筋トレなど毎日できそうだけど実際にやったことのない行動を1つ選ばせ、それを毎日継続して習慣化できるか実験した結果、習慣化するのにかかった平均値は66日間だったそうです。

個人差はあると思いますが、人は2か月も継続できれば、新しいことを習慣化できるということです。

思考も筋肉も、ガチガチよりゆるめて柔軟に！

続けることが大切といいましたが、「体操を毎日欠かさずちゃんとやらなきゃ」と、神経質になりすぎてしまってはつらいだけです。

多くの人は「つらい」「しんどい」と感じることを長くは続けられません。最初の1週間ぐらいだけきっちりまじめにやっても、だんだん面倒になってきて続かなくなれば、筋肉をつけることはできません。


「今日は疲れたから明日がんばろう」

そんな日があっても構いません。


「今日は肩が痛くて上がらないから、手を上げる体操はやめておこう」

「風邪気味だから、ふとんの中でできる体操だけやることにしよう」

自分の体調に合わせて臨機応変に考えましょう。


もちろん、7つの体操をすべて行うのが最も効率のいい筋力アップ方法です。

でも、完璧を目指す必要はありません。

生身の人間はロボットではないので、当然ながら体調のよくない日もあれば、気分のすぐれない日もあります。

そんな日は心置きなくサボってもかまいません。

変に罪悪感を持つ必要はありません。思考も筋肉も、ガチガチにかたまってしまうより、もっとゆるめて柔軟になりましょう。


「くろまく元気体操」は、自分自身を元気にするための体操です。

目的は「完璧を目指すこと」ではなく、**「自分の心身を健康にすること」**です。

筋力アップのための体操はその手段であって、主人公はあなた自身です。

自分の体調と相談しながら、楽しく続けることを目指しましょう。

「家族に迷惑をかけたくない」人の最優先課題

「とにかく子どもや家族にだけは迷惑をかけたくない」

日々、大勢の高齢者の治療に携わっていると、多くの患者さんがそうおっしゃいます。

私の両親も同じことをいいますが、気持ちが痛いほどよくわかります。

高齢になってくると、自分自身の身体がどこか痛かったり、都合が悪かったりするつらさより、それによって家族の手を煩わせるのが何よりつらいのです。

若いときはバリバリ元気に子どもを育ててきたのに、その子どもに介護してもらわないと生きられなくなるのは、親としてなんともやるせないのです。


高齢化が進む中で、近年、加齢による筋肉や関節などの運動器の衰えが原因で、立ったり歩いたりする移動機能が低下する「ロコモティブシンドローム＝運動器症候群」が増えています。

通称「ロコモ」と呼ばれるこの症状が進行すると、日常生活に支障を来すようになります。

放っておけば、要介護になる可能性が高まります。

ロコモは高齢者だけの問題ではなく、その家族の問題でもあるのです。

筋力の衰えは、このロコモに直結します。

たとえば、冒頭で試していただいた「開眼片足立ち」が20秒以上できなかった人は、既にロコモ予備軍になっている可能性があります。

「家族に迷惑だけはかけたくない」と本気で思われるなら、筋力アップは何よりも避けては通れない最優先の必須課題です。今日の筋力アップが、自分の健康寿命を延ばし、医療費の節約にもなり、巡り巡って愛する家族の幸福につながるのです。

「もし歩けなくなったら……」

「もし寝たきりになって家族に迷惑をかけたら……」

そんな未来の不安におびえるより、現在の不安材料を消してしまうほうがストレスを軽減できるはずです。

何もしなければ筋肉が衰えて不安が増していくだけですが、体操をすることで筋肉の衰えを食い止め、不安を明るい希望の色に変えられます。

同じ1日なら、不安なことばかり考える時間を過ごすより、「くろまく元気体操」をして前向きに過ごしましょう！

モチベーションを上げるコツ1
「達成感」を得る

何かを新しく始めるとき、ゴールが見えないとどうしてもモチベーションが上がりにくくなります。

幸い、筋肉量が増えていく過程は機械で測定できるので、続ければ続けるほど数値という目に見える形でしっかり実感できます。

「わあ！　本当に筋肉が増えている！」

私がリハビリの指導をしているお年寄りの患者さんも、筋肉量が実際に上がっているのを目の当たりにすると、不安そうな表情が消えて、ぱっと笑顔になります。

また、第3章の筋力アップ効果のところでご説明した通り、筋肉を増やすことで、しつこい痛みやしびれが治ったり体調がよくなるなど、結果が顕著にあらわれます。

やればやっただけ結果が出れば、続ける勇気が湧いてきますよね。

体操を続けるモチベーションを上げるコツは、結果を出して「達成感」というごほうびを得ることです。

いきなり大きな結果を出そうとせず、少しずつでも右肩上がりになっていくように積み重ねていけば、体操を日々続けていくことが楽しみになります。

モチベーションを上げるコツ2
「イメージ力」を発動

もうひとつ、モチベーションを上げるコツがあります。

それは、「イメージ力」を発動させることです。

体操を続けることで、身体の不調が改善したり、若返ったら、「自分はどんなことをしたいのか？」ということを具体的に想像するのです。


「体操を続けて腕のしびれがよくなったら、かわいい孫をぎゅっと抱きしめたい」

「元気に歩けるようになったら、昔のようにまた夫婦で温泉旅行を楽しみたい」

「腰痛が治ったら、おしゃれをして美味しいものを食べに出かけよう」

「体操して若々しい体型になったら、張り切って同窓会に行こう」

「体調がよくなったら、あきらめていた海外旅行を楽しんでみたいな」

どんな願いでもかまいません。

ネガティブなことは考えず、思いっきりポジティブな未来をできるだけ具体的にイメージしましょう。


「孫とこんなことやあんなことをして遊んであげよう」

「温泉は別府がいいな。テレビで見たあの素敵な旅館に泊まろう」

「久々に大好きなあの着物を着て出かけよう」


やってみたい自分の願いを頭の中でリアルに視覚化すると、気持ちもぐっと盛り上がってやる気が倍増します。

会いたい人や、行きたい場所の写真を目に見えるところに張っておくのもおすすめです。常に視覚的に脳に訴え続けることで、モチベーションを持続しやすくなります。

体操して筋力アップすることで、これができる。ここに行ける。こんな体験が叶う。

――それを繰り返し思うことで、体操すること自体が楽しみでたまらなくなります。

目標を書き出すと実現率がアップ！

頭の中にあれこれ思い描いていることを実際に書き出すと、目的意識が明確になるので、さらにやる気が出ます。

１９７９年にハーバード大学が行った調査データによると、将来の目標を持っていない学生は全体の80％強、目標を持っているけれど紙に書いていない学生は10％強、目標を紙に書いている学生は約３％でした。

10年後、彼らの追跡調査をすると、目標を持っているけれど紙に書いていない学生の平均年収が、目標を持っていない学生の平均年収の２倍もあったそうです。さらに、目標を紙に書いていた学生の平均年収は、それ以外の学生の約10倍もあったのだとか。

目標を実際に文字にして書き出すだけで、それに向かって具体的に行動するので、よりよい結果が得られるといえます。

読者のみなさんも、ぜひここに自分の願いを思いつくまま具体的に書き出してみてください。

あなたは、筋力アップして心身ともに若返ったら、
これからどんなことをしてみたいですか？

おわりに　全ての高齢者にエールを

私は、この本を老いた父と母へのラブレターのようなつもりで書き始めました。

ずっと自分の足腰で元気に歩ける一生を満喫してほしい――

それは、父母をはじめ、全ての高齢者への切なる思いでもあります。

ただ、私のように高齢の親を持つ世代は「親の老いは認めたくない」というのが本音なので、普段はついぶっきらぼうに接してしまいがちです。

でも、実はそれは親への甘えの裏返しに過ぎず、本当は誰よりも親のことを心配しているのです。

もし読者のみなさんが私の母と同世代の方だとしたら、みなさんのお子さんもきっと私と同じ思いでいると思います。

日ごろ、多くのご年配の患者さんたちと接していると、身体のゆがみや不調は、その人の生活習慣を映し出す鏡のように感じます。

自分の姿勢のクセ、歩き方のクセ、寝姿のクセ、呼吸のクセ……。いろいろなクセの積み重ねが習慣となって、その人の身体にも表れてくるように思います。

その証拠に整骨院の仕事を20年以上もしていると、「扉を開ける時間帯」と「扉を開ける音」だけで誰が入ってきたかわかるときもあるのです。

それほど、生活習慣は身体や動作に顕著にあらわれるのです。


「歳だから仕方ない……」

整骨院の患者さんがよく口にされる言葉です。

そんなとき、私は必ずこんなことをお伝えします。

「歳だから仕方がない部分もあるのは事実です。でも全てが歳だから仕方ないと諦めた瞬間、変わらないどころか、もっと悪くなっていくんです。

なぜなら、40代をピークに人の身体は下りのエスカレーターに乗ってしまうので、若いとき以上に努力する必要があるんです。

だからこそ、今できることを少しずつでも行う必要があるんです」


筋肉は一朝一夕にはつくれません。日々の習慣がものをいいます。

努力すれば、筋肉は必ずそれに報いてくれます。

筋肉は一生懸命に伸びたり縮んだりしながら、けなげに全身の動作のサポートをしてくれる〝誠実な仕事人〟でもあります。

本書をお読みになって、少しでもやる気になったら、だまされたと思ってまずは3~4か月続けてみてください。

気づいたら、階段の上り下りが今よりずっと楽になっているはずです。


私の経営理念は「安心、関心を基に、常にクライアントの10年後を考える」です。

この本をお読みいただいたみなさんとも末永くお付き合いできれば幸いです。

最後に、「くろまく元気体操」は、20年以上の治療家経験、トレーナー経験の集大成であり、中高年以上を対象とした筋肉を効率よく増やす習慣づくりとして最適な方法であると胸を張っていえます。

私は全ての高齢者が筋肉を味方にして、転ばない、そして一生寝たきりにならない時代を本気で願っています。

正しい知識が健康を守る。

正しく体操を行い、正しい食事をすれば、筋肉は決してウソをつかない！

この真実を知って実践していただくことで、読者のみなさんの人生をより健やかに輝かせるきっかけになれば、こんなに嬉しいことはありません。

すべての高齢者にエールを込めて――

高子 大樹

髙子 大樹（たかこ・ひろき）

「痛みの原因である黒幕（くろまく）から撃退するカラダ施術の専門家」「治療家ネットワーク」主宰

横浜市「たかこ整骨院」「くろまく整骨院」総院長。

２００６年ＦＩＦＡクラブワールドカップトレーナー。

学生時代プロレスラーを目指し柔道を始めるもケガにより挫折。

自身の経験から「ケガで夢を諦める人を無くしたい」という想いを抱き、スポーツトレーナーを志し、柔道整復師、健康運動実践指導者、ＪＡＴＡＣアスレチックトレーナー等、運動・施術関連資格を取得。

２００７年横浜市金沢区に「たかこ整骨院」を開院。20年以上に渡り10万人以上の施術を通じ、ケガ、痛みを取り除くには根本的な原因解消が必要と痛感。6度にわたる海外での人体解剖研修での検証を通じて、痛みを根本から取り除く独自の「痛みの黒幕（くろまく）理論」を提唱。同業者である治療院からも多くの講演依頼を受け、のべ１００回以上のセミナーを開催。

その後、サッカー元日本代表 岩本輝雄選手の専属トレーナーを6年間にわたり担当。

２０１８年、横浜市磯子区に2院目となる「くろまく整骨院」を開院。

著書に『「黒幕」を知れば痛みは治る！』（新版改題『肩・腰・膝　痛みのしくみ』）（自由国民社）がある。

たかこ整骨院チャンネル
https://www.youtube.com/user/takakotsu

高子大樹 Facabook アカウント
https://www.facebook.com/hiroki.takako

本書の内容についてのお問い合わせ先

045-788-6635（たかこ整骨院）

公式 LINE「くろまく健康情報」に

ご登録いただければ、

ご質問などにもお答えします。

こちらの QR コードからアクセスしてください！

https://line.me/R/ti/p/%40822kqvcp

Special Thanks to

出版プロデュース　株式会社天才工場　吉田浩

編集協力　深谷恵美
　　　　　轡田早月

本文イラスト　あべゆきこ
　　　　　　　株式会社 i and d company

本書は、『足腰は1分で強くなる！』（二〇二〇年六月八日初版発行）の新装版として刊行したもので、内容は同一です。

Special Thanks to
カバーイラストレーション
橋爪 かおり
株式会社 i and d company

毎日やれば寝たきりにならない
足腰《あしこし》は1分《いっぷん》で強《つよ》くなる！［新装版］

二〇二〇年（令和二年）六月八日　初版第一刷発行
二〇二三年（令和五年）十二月三十一日　新装版発行

著　者　髙子 大樹
発行者　石井 悟
発行所　株式会社自由国民社
東京都豊島区高田三―一〇―一一　〒一七一―〇〇三三
電話〇三―六二三三―〇七八一（代表）
造　本　JK
印刷所　大日本印刷株式会社
製本所　新風製本株式会社